생활건강관리

건강생활과 대체의학

보건학 박사 **손 병 국** 저

계 축 문 화 사

머 리 말

소득수준의 증가와 장수사회로의 이행에 따라 사람들은 아프지 않고 아름답고, 건강하게 오래살기를 희망하고 있습니다, 그러나 대부분의 현대인들은 육체적 운동부족과 영양의 과잉이나 결핍 · 과도한 정신적 스트레스 등 자연의 섭리를 거슬리는 복잡한 삶의 방식과 관련하여 감염성질환은 감소하였으나, 생활습관병은 크게 증가하고 있습니다.

암, 당뇨, 고혈압, 비만 등 만성퇴행성질환의 위험요인은 환경적 요인과 함께 음식, 운동, 흡연, 음주, 스트레스 등 개인의 생활양식에 따른 행태적 요인에 의해 많은 영향을 받습니다. 그러므로 사전예방과 아울러 스스로 건강을 지키겠다는 적극적인 의식의 변화가 요구되는 시점입니다.

질병은 걸리기 전에 생활습관과 식사조절 및 적절한 운동을 통해서 예방하는 것이 우선입니다. 그리고 둘째는 우리 몸에 나타나는 작은 변화들을 감지하고 질병을 미리 예방하고 건강을 증진시키는 것이 필요하겠습니다.

아울러 흡연, 음주 등의 각종 생활습관 또한 건강과 사회에 미치는 영향이 점점 높아지고 있어 이에 대한 올바른 지식정보와 함께 보완 대체의학을 활용한 생활 건강실천방법을 통하여 국민건강증진과 삶의 질 향상에 기여하고자 하였습니다. 생활 속에서 간편하게 활용할 수 있는 몇 가지 생활건강요법과 자가진단법을 소개하니 부디 적극 실천하여 모두가 건강하고 행복한 사회가 되기를 기원합니다.

우리의 몸은 한끼 한끼 먹은 음식과 운동으로 만들어지고
우리의 미래는 한 시간 한 시간 보낸 시간의 결과로 이루어집니다.

– 보건학 박사 손 병 국 –

목 차

제 1 장

개 론

1 생활건강관리 – 현대인의 화두 "건강과 웰빙(Well-Being)"

우리들 삶에서 진정으로 필요한 것들은 무엇입니까?

情, 財, 智, 健

사람 사이의 정, 경제적인 재물, 삶을 살아가는 지식을 포함한 지혜, 그리고 건강일 것입니다. 이것 들 중에서 무엇이 더욱 중요할 것인가는 이것이 없을 경우를 가정해 보면 답은 더욱 분명해 질 것입니다. 無情한 사람, 無財-거지, 無智-바보, 無健-환자, 이들 중에서 결국 健(건강)이 없다면 다른 모든 것들 조차 의미가 없어진다는 것은 여러분들도 동감 하시리라 생각합니다.

- 지금 여러분들은 정말 건강하십니까?

- 그렇다면 어떻게 하면 우리가 더욱 건강해질 수 있겠습니까?
- 진수성찬 차려놓고 배불리 잘 먹기만 하면 됩니까?
- 몸에 좋다는 온갖 보약을 먹고, 의사 선생님이 내 건강을 모두 책임져 주겠지 생각하며 무조건 병원에만 다니면 다 해결될까요?
- 왜 병원에는 열심히 다니는데도 잘 낫지 않고 계속 병원에 다녀야 되는 경우가 많을까요?

그것은 여러분들도 잘 아시다시피 각 개인이 잘못된 생활습관과 운동 및 식사의 내용과 방법을 바로잡아야 한다는 인식과 실천이 부족하다는 이유도 있지만, 의료의 산업화 문제와 함께 현대의학이 너무 세분화 되어 있다는 것과, 또한 많은 분야에서 한계가 있다는 것, 그리고 질병의 원인을 치료하기 보다는 대부분 결과를 치료하기 때문입니다.

그러므로 현대의학의 눈부신 발달에도 불구하고 「건강은 건강할 때 지켜야 한다」는 것을 거듭 강조 드리고, 만약 질병에 걸렸다 하더라도 환자는 스스로가 자신의 질병을 치유하고 건강을 회복하는 치료의 주체가 되고 의사는 이를 도와주고 안내하는 사람이라는 생각과 의지를 가져야 할 것입니다.

반면에 자연치유는 인간전체를 바라보며 질병의 원인을 찾아서 근본문제를 해결하고자 접근하는 방법인데, 인위적인 약물이나 수술 없이 질병이나 고통이 스스로 나아지도록 하는 것으로 예를 들면 동작과 호흡으로 근육을 움직여 척추와 골반을 바로잡는 연동요법 등의 운동요법이나 각종 식이요법과 산림치유, 온열요법, 자기장요법, 반사요법, 웃음치료, Aroma Therapy, Art Therapy, Music Therapy, 명상 등이 다양하게 활용되고 있음을 볼 수 있습니다.

아울러 의료의 개념도 치료의학에서 예방의학을 거쳐 건강증진에 목표를 두는 포괄적인 보건의료의 개념이 정착되는 추세를 보이고 있습니다.

이러한 예방과 건강증진의 핵심은 면역력의 증강이며, 이것이야말로 어떠한 의사보다 훌륭한 자기 속의 의사로서 이를 잘 활용할 수 있는 자연치유와 보완 대체의학에 관한 연구와 관심은 범세계적이라 하겠습니다.

요즘 많은 사람들의 화두는 단연 건강과 웰빙(Well-Being)입니다.

이는 WHO(World Health Organization, 세계보건기구)가 규정한 건강의 개념인 육체적, 정신적 건강과 사회적 안녕 뿐 아니라 영혼의 건강까지를 포함하는 것임을 감안할 때 웰빙이란 궁극적으로 건강을 추구하는 것이라고 해도 지나친 말은 아닐 것입니다.

이처럼 많은 사람들의 관심사인 건강에 영향을 미치는 요소를 요약한다면 필자는 한마디로 精 · 動 · 食이라고 말합니다.

여기서 정(精)이란, 정신적 건강을 말하는데, 희(喜), 노(怒), 우(憂), 사(思), 비(悲), 공(恐), 경(驚)이 직접적으로 영향을 미치고, 이해와 사랑, 만족과 즐거움, 적절한 스트레스(STRESS-Sports, Travel, Recreation, Eat, Sleep, S--)를 관리하는 생활이 필요하며, 동(動)이란, 운동과 휴식을 말하는데, 여기서의 운동은 수의근(가로무늬근)의 운동과 불수의근(내장근)의 운동을 포함하는 것이며, 운동의 중심에는 골반과 척추가 있고 이 척추의 비틀림은 만병의 근원이 될 수도 있으므로 바른 척추자세를 유지하는 것은 그 무엇보다도 선행되어야 할 것입니다. 아울러 적절한 휴식이야말로 세포가 재생되어 활력을 되찾을 수 있는 중요한 요소로 보고 있습니다.

또 식(食)이란, 공기와 곡기 즉, 마시고 먹는 것을 말하는데 마시는 맑은 공기의 소중함은 결코 간과해서는 안 될 것이며, 먹는 것은 균형 잡힌 5대 영양소(탄수화물, 지방, 단백질, 비타민, 미네랄)에 적절한 식이섬유의 섭취가 반드시 필요하지만 농약, 방부제, 성장촉진제, 항생제 등이 과다 사용된 음식은 가급적 피해야 할 것입니다.

그 외에 환경적 요인(바람, 한랭, 더위, 습도, 건조, 햇빛, 소음, 관계 등)도 매우 중요한 요소라 할 수 있습니다.

그러므로 온전한 건강은 정 · 동 · 식의 균형과 조화 속에 있을 것입니다.

이에 우리 스스로의 건강을 돌볼 수 있는 생활실천 건강요법인 자연치유와 보완 대체의학을 제대로 배우고, 연구 발전시켜 생활 속에서 적극 활용하므로서 「삶의 질」을 높이는 보다 더 건강한 사회가 되기를 희망합니다.

2 생활습관병의 예방과 관리

아직도 많은 사람들은 병원에만 가면 모든 병이 해결될 것으로 생각하지만, 생활습관병이 만연하고 있는 오늘날의 시대에는 건강을 좌우하는 것은 의료인이나 의료 혜택보다는 각자의 생활양식(life style)이 더욱 중요합니다.

건강한 생활양식이 건강한 몸과 마음을 만들므로 건강은 주어지는 것이 아니라 스스로가 만들어 가야 한다는 것입니다. 생활양식을 변화시킴으로써 생활습관병의 40~80%를 예방할 수 있습니다. 건강을 증진시키기 위해서는 적절한 신체적 자극과 지적, 정서적 자극이 필요하고 피로를 제거해 주는 적당한 휴식과 수면이 필요합니다. 우리가 조금만 더 노력한다면 100세 이상의 수명과 더 건강한 삶을 유지할 수 있습니다. 그러나 이와 같은 생활습관병 예방이 어려운 이유는 직접적인 원인을 찾기가 쉽지 않고, 질병의 원인이 다인적이고, 장기간의 잠재 기간이 있으며, 질병 발생 시점이 불분명하기 때문입니다.

물리적 환경 요인은 그 원인이 규명되면 비록 비용의 제약을 받지만, 제거가 가능한 대부분의 생활습관병 원인과 관련된 요인은 개개인의 행동습관 및 가치관과 연계되어 있으므로 개개인의 행태의 변화를 필요로 하기 때문에 물리적 환경 요인의 제거보다 훨씬 어렵기 때문에 생활습관병은 예방이 더욱 중요합니다. 이와 같은 생활습관병의 종류에는 암(악성종양)과 순환기계 질환 그리고 당뇨병 등이 대표적입니다. 특히 암 중에서 우리 나라에 흔한 암은 위암, 간암, 자궁경부암, 유방암, 폐암, 대장직장암 등이며, 순환기계 질환 중 중요한 것은 고혈압, 관상동맥 질환(협심증), 뇌졸중 등입니다. 이런 생활습관병을 예방하기 위한 건강 관리 영향요소를 보면 다음의 표와 같습니다.

◉ 건강 관리 영향요소

	영향요소	건강에 대한 잠재 능력의 증진 방법
1. 개인의 수준	1) 생물학적 수준 2) 지식의 수준 3) 전체적인 수준	영양상태의 향상, 면역기능 증대 적극적인 건강신념, 정확한 건강상식 신체기능의 증진(체력 증강), 정서적 안정성
2. 건강과 관련된 행태	1) 습관 2) 일(직장) 3) 여가선용	건강한 생활 습관 성취감 있는 즐거운 일 충분한 수면과 적당한 오락 및 여가생활
3. 사회 문화적인 수준	1) 건강에 대한 사회 문화적 환경 2) 사회적인 연대감 3) 직장의 조직 및 작업체계 4) 보건의료 조직 및 교육	건강과 관련된 가치, 규범, 생활양식 그리고 종교적인 시각이 긍정적일 것 서로 돕고 협동하는 사회조직 직장 만족도가 높고 긍정적인 작업 환경 적절하고 접근이 가능한 의료조직이 쉽게 제공될 수 있으며, 정확한 보건교육이 이루어질 때
4. 물리적이고 생물학적인 환경	1) 물리적 자원 2) 미시적인 환경 3) 거시적인 환경	적절한 음식의 제공과 소비자용의 식품이 안전할 것 쾌적한 주거 조건, 원활한 의사 전달, 안전한 식수공급 및 교통수단 확보 그리고 하수처리의 완벽 좋은 기후, 자연보호

생활습관병 예방

(1) 건강에 대한 적극적인 태도와 정확한 건강지식

생활습관병을 완치하는 특효나 비방이라고 말하는 것은 거의 대부분이 근거 없는 것이거나 환자의 심리적인 약점을 이용한 상술인 경우가 많으므로 정확한 정보를 확인하고, 의심이 갈 때는 최소한 자격을 갖춘 전문가의 조언을 받는 것이 바람직합니다. 즉, 생활습관병에 걸리는 것은 대부분이 잘못된 생활양식에 의한 것이고 이런 습관이 수 십 년 계속되어 병을 유발시킨 것이므로, 병든 부분을 수술로 일시제거 할 수는 있다 하더라도 근본적으로 단번에 치료하는 비법이나 특효약은 거의 없는 것입니다. 따라서 생활습관병은 자연의 법칙에 따라 천천히 치유하여야 하므로 결국 평소에 예방하는 것이 가장 효과적인 방법인 것입니다.

(2) 균형잡힌 식생활

균형잡힌 식이의 중요성은 충분한 영양소의 공급이라는 측면에서 볼 때 생활습관병 예방의 필수적인 요건입니다.

농약, 방부제, 성장촉진제, 항생제가 많이 들어간 식품과 뜨겁거나 차며, 짜거나 매운 등 지나치게 자극적인 음식은 피하고, 탄수화물, 지방, 단백질, 비타민, 미네랄과 식이섬유가 균형을 이룬 규칙적인 식사를 해야 합니다.

비만이면서 평소에 육식을 많이 하던 사람들은 생체소식으로 식습관을 바꾸고 특히 저녁은 가볍게 먹어야 합니다.

중년 여성들은 칼슘을 충분히 섭취하기 위해 녹황색 야채와 해조류를 충분히 섭취하고, 콩과류의 섭취를 늘리며 콜라, 사이다와 같은 음료수의 섭취를 줄이는 대신 물을 마시고, 비타민이 풍부한 음식들을 섭취합니다.

(3) 적절하고 규칙적인 운동

육체적 활동량이 부족한 사람들은 항상 걷는 기회가 있으면 걷는 것이 좋습니다. 아침 산책이나 저녁 식사 후의 산보도 좋고 하루에 만보 이상 걷도록 의식적으로 노력할 필요가 있습니다.

(4) 충분한 수면 시간과 여가선용

일반적으로 하루에 최소한 7시간 이상 그리고 8시간 이하의 수면을 취합니다. 그러나 전날의 피로가 누적되어 과로한 경우는 푹 자도록 하고 일요일은 가능하면 쉬도록 하며, 여가 시간만 되면 고스톱이나 포카, 컴퓨터 게임과 같은 앉아서만 있는 소모성 오락은 자제합니다.

(5) 정서적인 안정

항상 마음의 평화를 유지하며 가족 또는 직장 동료들과의 인간관계를 긍정적으로 가집니다.

괴로운 일이 있으면 대화할 수 있는 사람을 평소에 사귀어 서로의 고민을 상담하고, 지역사회 내의 사회조직에 가입하여 사회 활동에도 적극적으로 참여하고 친한 이웃이나 친구들을 사귀고 평소에 정기적인 만남을 가지도록 노력합니다.

① 항상 여유 있게 행동하고 일은 재미있게 합니다.
② 결과에 너무 구애받지 말고 최선을 다하도록 합니다.
③ 고민이 있으면 상사나 동료 또는 가족과 상의합니다.
④ 자기가 옳더라도 양보하고 때로는 체념하고 갚지 마세요. 나쁜 점을 포용해주고, 억지를 부리면 더 이상 대꾸하지 마세요. 손해봐야 이길 수 있습니다.
⑤ 항상 웃으려고 노력합니다.
⑥ 의문점은 바로 질문합니다.
⑦ 거절해야 할 일은 거절하세요.
⑧ 자기 자신을 스스로 비하 할 까닭이 없으며 아끼고, 사랑하고, 존경합니다.
⑨ 결정을 내릴 일들을 자꾸 미루지 말고, 단순하그 간편하게 일을 합니다. 혼자서 씨름하지 말고 결단은 빠르게, 변화는 천천히 합니다.
⑩ 너무 완벽하게 일을 처리해야 한다고 생각하지 마세요.
⑪ 조용히 있을 시간과 장소를 확보하여 휴식이 필요할 때 충분히 쉽니다.

(6) 가능하면 일찍 시작

어린 시절부터 이런 좋은 습관에 익숙해지면 생활습관병의 발생을 예방하고 즐거운 생활을 영위할 수 있습니다. 그리고 위의 사실들은 그 동안 수많은 과학적인 연구에 의해 입증된 사실이므로 그 효과를 의심하지 말고 지금 실행합니다. 그러나 잘못된 생활습관을 하루아침에 고친다는 것은 정말로 어렵고, 고친 효과는 천천히 나타나기 때문에 성질이 급한 사람은 쉽게 중도에 포기하기 쉽습니다. 그리고 지금 문제가 없는 사람은 잘못된 행동을 바꾸지 않을 가능성이 높습니다. 인간의 생각이 변화되고 태도가 바뀌어 그것이 행동으로 옮겨지는 것은 쉬운 일이 아닙니다. 뿐만 아니라 평소에 그렇게 좋아하는 행동 습관(술, 담배)을 아무런 필요가 없음에도 바꾸는 것이 얼마나 어려울까 ? 그러나 변화시켜야 할 필요를 느낀 경우(생활습관병에 걸린 경우)에는 벌써 늦었다는 것을 상기해야 합니다.

(7) 개혁적인 방법

건강 비결을 듣고 당장 실행에 옮기려고 하면 쉽게 포기할 수 있습니다. 그리고 변화가 너무 갑자기 오는 것도 건강에는 바람직하지 않을 경우도 있습니다. 그러므로 왜 이런 건강 상식을 수용하게 되었는가를 다시 한 번 심각하게 생각하고 실천합니다. 담배를 피우지 않고 술을 마시지 않는 것은 상당히 어려우나 암과 같은 심각한 질병에 걸리면 사람들은 곧 술과 담배를 끊습니다. 이는 혁명적인 방법입니다. 즉, 충격을 받은 후 행동이 변하는 경우로, 충격의 강도가 강할수록 행동의 변화는 확실히 일어나고 잘 지속됩니다. 생활습관병 예방의 어려움이 여기에 있습니다. 개혁적인 변화는 인간의 신념이 변해야 되고 신념이 변화하려면 시간이 걸립니다. 신념이 변하려면 개인의 건강과 관련된 지식이 변해야 하며 이는 개인의 성격과도 관련이 많기 때문입니다. 결국 사고의 변화는 행동의 변화를 가져오고 행동의 변화는 운명의 변화를 가져올 것입니다.

제 2 장

인체의 이해

1 인체의 구조와 기능

1) 근육(筋肉, muscle)

(1) 근육의 구조와 기능

① 筋肉 : 수축과 이완에 의해 인체를 움직이게 하는 역할을 합니다.

② 腱(tendon) : 근육을 뼈에 부착시키는 중개역을 하고 있는 결합조직, 힘줄

③ 근육에는

- 골격근(骨格筋 ; 가로무늬근, 隨意筋)
- 평활근(平滑筋 ; 민무늬근, 내장근(內臟筋) 不隨意筋)
- 심근(心筋)의 3종류가 있습니다.

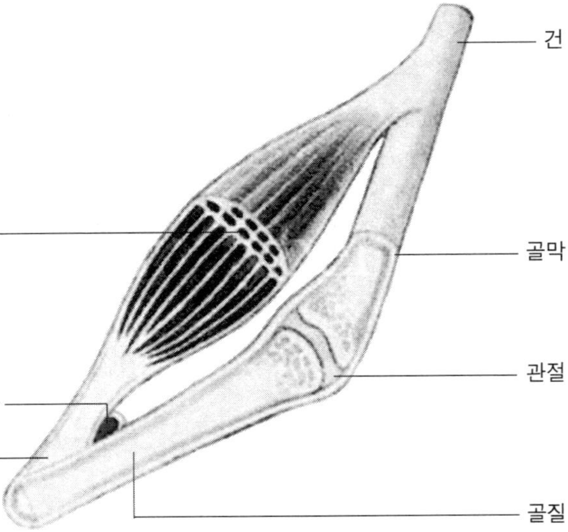

그림 2-1. 건(腱)

④ 골격근이라는 것은 문자 그대로 뼈에 붙어 있는 근육으로, 이 근육이 수축하여 뼈가 움직이는 것으로 해서 몸의 운동이 생김. 중이(中耳)의 근육(筋肉)부터 엉덩이의 근육(筋肉)까지 골격근에는 400가지 이상의 종류가 있습니다. 성인 남자 : 체중의 약 4할(割)차지.

⑤ 평활근이란 소화기나 호흡기, 혈관 등의 내부기관의 벽을 이루는 내장근으로, 그 움직임은 자율 신경과 호르몬에 의해 조절되고 골격근보다는 천천히 지속적인 수축을 행합니다.

⑥ 심근이란 심장의 벽을 이루는 근육으로 휴식 없이 율동적인 수축을 하며 가로무늬근이지만 골격근과 평활근 양쪽의 특징을 모두 가지고 있습니다.

2) 골격(骨格)

(1) 골격의 구조와 기능

① 骨格 : 인체를 형성하는 것과 함께 내부기관을 보호합니다.

골격(骨格)은 인간의 몸 전체를 형성하는 것과 함께 뇌(腦)와 내장(內臟) 등 내부에 있는 부드러운 기관을 보호하는 역할을 합니다. 골수(骨髓)에서 적혈구(赤血球), 백혈구(白血球) 등의 혈구(血球) 생산

성인의 뼈는 대부분 206개 이며, 뼈들은 각각의 모양에서 분류하면

- **장골**(長骨) : 수족(手足)등의 긴 뼈
- **단골**(短骨) : 손등과 발등의 작은 뼈
- **편평골**(扁平骨) : 두개골 등을 형성하는 얇고 널빤지 모양의 뼈
- **함기골**(含氣骨) : 상악골 등의 공동(空洞)이 있는 뼈
- **혼합골**(混合骨) : 전두골 등의 편평골이면서 공동(空洞)이 있는 뼈

② 뼈의 구성

- 골막(骨膜)
- 치밀질(緻密質)
- 해면질(海綿質)

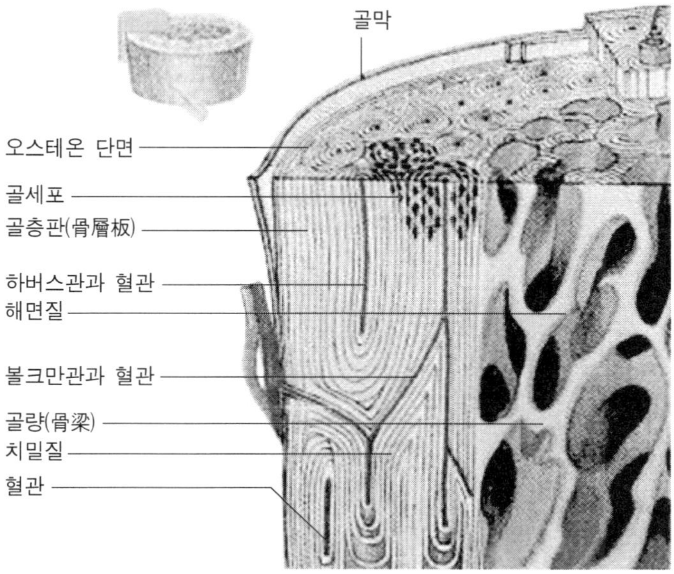

그림 2-2. 뼈 미세구조

내부가 비어 있어 가볍고 유연하며, 역학적으로 쉽게 부러지지 않습니다. 성분은 칼슘과 인 등의 무기물(無機物)이지만 약 1/3은 유기물(有機物)로 내부를 달리는 혈관에 의해 산소와 영양분을 받으면서 신진대사를 행합니다.

3) 동맥(動脈)

(1) 동맥의 구조와 기능

① 動脈 : 산소와 영양분을 포함한 동맥혈을 전신에 보냅니다.

동맥(動脈)이란, 심장의 좌심실(左心室)에서 보내져 온 산소와 영양분을 포함한 동맥혈(動脈血)을 전신에 보내기 위한 혈관(血管)입니다.

심장에서 나온 직후의 굵은 동맥은 대동맥(大動脈)이라고 불리며, 두부(頭部)와 상반신(上半身), 하반신(下半身) 등으로 향하는 동맥으로 나누어집니다. 각각의 동맥은 소동맥(小動脈), 세동맥(細動脈), 모세혈관(毛細血管) 등 더욱 가늘게 나누어져 나중에는 정맥(整脈)이 되어 심장에 되돌아옵니다. 심장에는 폐동맥(肺動脈)이 연결되어 있어, 전신을 돌아온 혈액이 폐에 보내져 이산화탄소와 산소를 가스 교환하여 폐정맥(肺靜脈)을 거쳐 심장에 돌아와 다시 전신에 보내집니다.

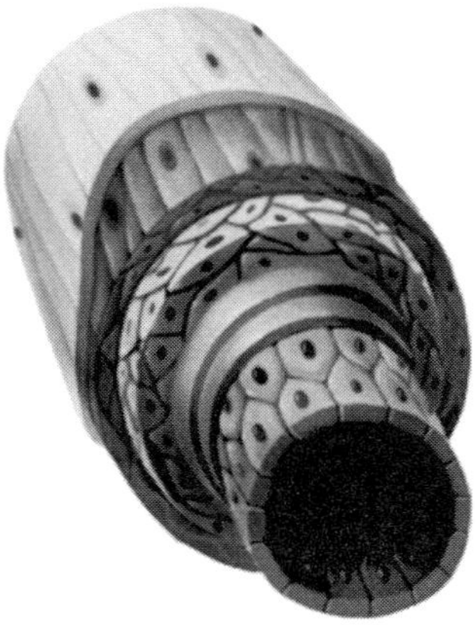

그림 2-3.

동맥의 벽은
- 내막(內膜) : 내피세포(內皮細胞)
- 중막(中膜) : 근육조직(筋肉組織)
- 외막(外膜) : 섬유조직(纖維組織)

저절로 수축(收縮)과 확장(擴張)을 되풀이 하는 것으로 혈액(血液)을 보내기 때문에 탄력성(彈力性)이 풍부한 3층 구조로 되어 있습니다.

4) 정맥(靜脈)

(1) 정맥의 구조와 기능

① 靜脈 : 몸의 말초 부분까지 보급된 혈액을 심장으로 되돌아오게 합니다.

심장(心臟)에서 전신(全身)에 보내진 혈액(血液)은 모세혈관(毛細血管)에서 산소와 영양분을 교환하여 이산화탄소와 노폐물(老廢物)을 받아 정맥을 경유하여 심장으로 되돌아옵니다. 동맥이 가늘게 나누어져 있는 것에 비해 정맥은 소정맥(小靜脈)부터 대정맥(大靜脈)으로 차차 합류(合流)되어 심장으로 가까이 갈수록 굵어집니다.

정맥도 동맥과 같이 내막(內幕), 중막(中膜), 외막(外膜)의 3층(層) 구조이지만, 동맥보다는 얇으며 탄력성이 부족합니다. 또한 단면(斷面)은 타원형이며, 수족(手足)에 있는 정맥의 내공(內空)에는 반원형(半圓形)의 변(弁)이 2장 쌍-정맥변(靜脈弁)으로 되어 있습니다. 이것은 심장으로 돌아오는 혈액의 역류(逆流)를 막기 위한 것으로 두부(頭部)와 몸 한가운데 정맥에는 없습니다.

정맥은 동맥처럼 수축, 확장운동을 통해서 혈액을 보내는 능력은 갖고 있지 않습니다. 따라서 심장보다 위에 있는 혈액은 중력(重力)의 작용으로, 심장보다 아래에 있는 혈액은 모세관 현상과 팔과 다리가 움직일 때 정맥변(靜脈弁)의 작용으로 심장으로 되돌아가게 하는 구조로 되어 있습니다.

5) 신경계(神經系)

(1) 신경계의 구조와 기능

① 神經系 : 전신에 펼쳐진 정보연락망(情報聯絡網)

전신에 펼쳐져 있는 신경은, 뇌(腦)로부터의 지령(指令)을 신체의 각 부분에 전달하고 역(逆)으로 각 부분의 정보를 뇌에 전달하는 기관(器官)으로, 크게 중추신경(中樞神經)과 말초신경(末梢神經)으로 나누어집니다.

② **중추신경** : 뇌(腦) + 척수(脊髓)

각 각은 정신활동(精神活動)과 생명의 유지에 깊은 관계가 있는 문자 그대로 인체의 가장 중요한 장소입니다.

③ **말초신경** : 뇌와 척수에서 신체의 각 부분을 연결하는 정보의 연락로(連絡路)로써, 뇌에 연결되는 뇌신경과 척수에 연결되는 척수신경으로 구분됩니다.

또한 말초신경은 그 기능에서 크게 지각신경(知覺神經), 운동신경(運動神經), 자율신경(自律神經)으로 구분합니다.

- **지각신경**(知覺神經) : 몸의 끝부분에서 받은 자극을 중추(中樞)에 전달하는 신경
- **운동신경**(運動神經) : 중추에서 받은 운동지령(運動指令)을 몸의 말단(末端)에 전달하는 신경
- **자율신경**(自律神經) : 내장(內臟)이나 혈관(血管) 등의 기능을 통제하는 신경

자율신경은 교감신경(交感神經)과 부교감신경(副交感神經)이 있고, 교감신경이 혈관을 수축시키면 부교감신경은 그것을 확장시키는 것으로 서로 상반(相反)되는 기능을 가지는 길항작용을 하고 있습니다.

6) 임파계(淋巴系)

(1) 임파계의 구조와 기능

① **淋巴系** : 임파구와 임파절의 작용으로 세균 등의 감염으로부터 몸을 지킵니다.

인체에는 임파관이라는 관(管)이 혈관(血管)처럼 전신(全身)에 펼쳐져 있어 그 속을 임파액(淋巴液)이 흐르고 있습니다. 임파액은 죽은 세포나 혈구 등의 노폐물을 운반

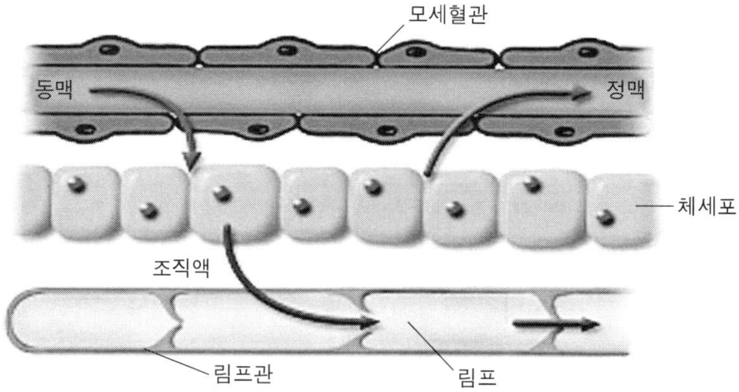

그림 2-4.

하는 것 외에 외부(外部)로부터의 세균이 침입한 경우 그것에 대항하는 임파구를 포함하고 있습니다. 임파구는 이물질(異物質)의 침입을 감지하면 항체(抗體)라고 하는 화학물질(化學物質)을 내어 백혈구와 함께 격퇴시키는데, 임파구는 한 번 싸운 외적(外敵)의 성질을 기억하기 때문에 또 다시 같은 외적이 침입하면 즉시 반응하여 퇴치(退治)시킵니다. 이 작용을 면역(免疫)이라고 합니다.

임파절은 임파관 경로의 곳곳에 있는 조직으로 임파액을 여과(濾過)시켜 이물질이나 독소(毒素) 등을 제거하는 역할을 담당하며, 세균 등이 침입한 경우 감염(感染)이 전신에 퍼지지 않도록 반응하여 붓는 경우도 있습니다.

7) 말초신경(末梢神經)

말초신경(뉴런)의 구조와 기능

① **末梢神經** : 정보를 전산기호로 바꾸어 전달하는 뉴런

뉴런은 신경의 기본단위로 1개의 신경 세포와 수상돌기(樹狀突起), 축삭돌기(軸索突起)로 되어 있습니다. 전신의 신경망은 이 뉴런이 시냅스라고 하는 무수히 많은 연결에 의해 구성되어 있습니다.

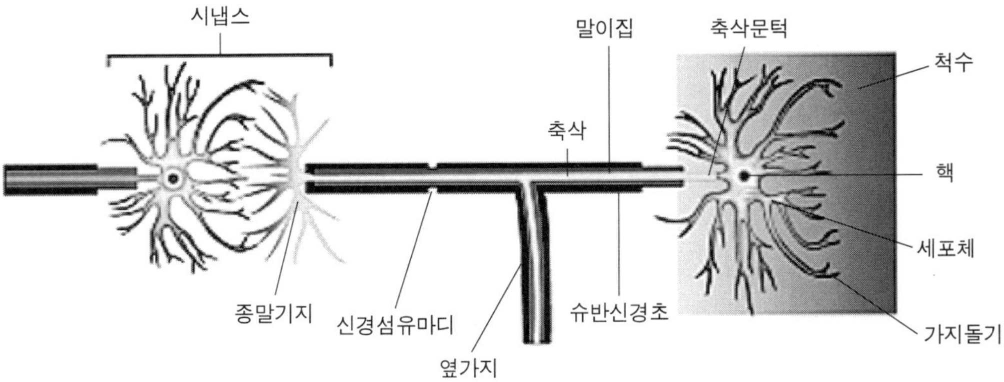

그림 2-5. 뉴런

인간이 시각(視覺), 청각(聽覺), 후각(嗅覺), 미각(味覺), 촉각(觸覺) 등의 외계(外界)로부터 자극을 받으면 그 자극에 관계되는 정보는 아주 약한 전기 신호로 변환(變換) 됩니다. 그러면 그 신호는 수상돌기에 의해 접수되어 신경 세포로부터 축삭돌기로, 또 다시 다음 뉴런의 수상돌기로 전해져 마침내 대뇌에 도달합니다. '아프다', '뜨겁다' 등의 감각은 이와 같이 해서 신호가 대뇌에 보내져 비로소 느끼는 것입니다.

대뇌로부터 전신으로의 명령도 방법은 다르지만 마찬가지로 전기 신호가 되어 뉴런에서 뉴런으로 받아 전해져 근육 등에 전달되는 구조로 되어 있습니다.

2 인체 조직과 각 기관의 주요 기능

1) 조직(組織, tissue)

생물체를 구성하는 단위의 하나로 같은 형태나 기능을 가진 세포의 모임

2) 기관(器官, Organ)

다세포 생물에서 몇 개의 조직이 복합하여 일정한 형태를 가지고 특정한 작용을 하는 부분

3) 유방(乳房, breast)과 유선, 유두

유방체와 피하조직으로 되어있는 반구형으로 대흉근 위에 있고 가운데에 유두와 갈색 고리모양의 띠인 유륜이 있습니다. 여성 특유의 호르몬 분비(에스트로겐)로 이차 성징이 나타나며 이 호르몬의 작용으로 혈액속의 영양분이 유즙으로 바꾸어집니다.

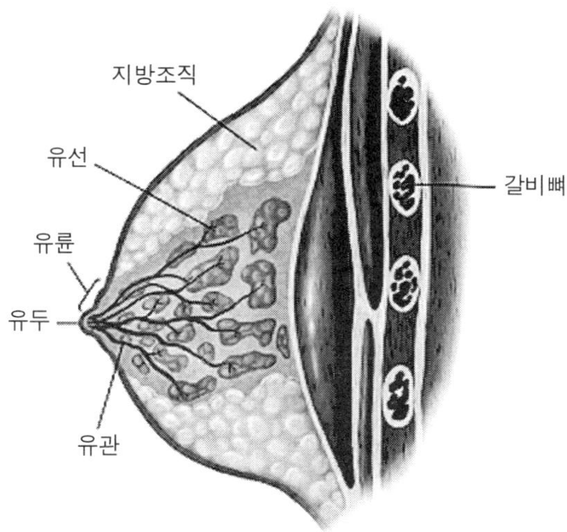

그림 2-6.

4) 폐(肺, lung)와 기관지, 허파꽈리

자체 근육은 없지만 기관을 둘러싸고 있는 흉부근육의 펌프작용으로 순환계 기능에 중요한 역할을 하고 혈액을 통해 조직에 산소를 공급하며 이산화탄소를 제거하는데,

기관지는 세기관지를 거쳐 미세한 공기주머니 다발인 허파꽈리에 연결되어 가스교환을 합니다.

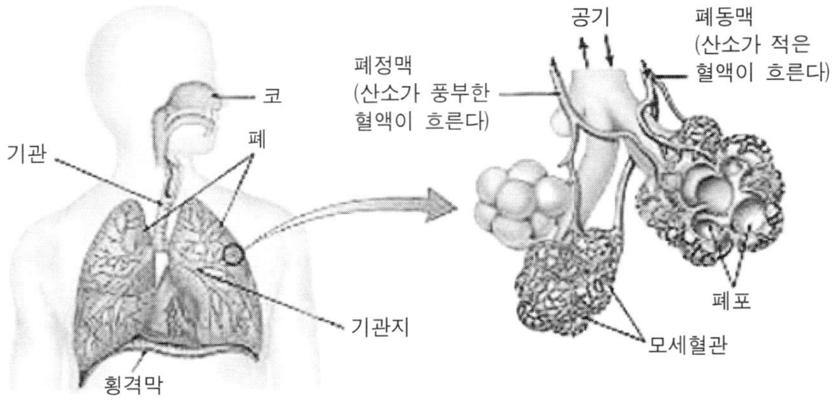

그림 2-7. 사람의 호흡기관

5) 심장(心臟, heart), 이첨판, 삼첨판

혈액을 폐에 보내 이산화탄소를 버리고 산소를 받아 다시 인체 곳곳에 혈액을 보냄으로서 혈액순환을 촉진시키고 각 조직과 기관에 필요한 영양분을 공급하며 노폐물을 회수해서 돌아오게 합니다.

① **혈압** : 수축시와 이완시의 압력 비

② **심장의 무게** : 성인이 약 350~600g으로 남자가 여자보다 약간 더 무겁습니다.

사람의 심장을 나란히 붙어 있는 이층집 두 채로 비유하면, 오른쪽 집은 온몸을 돌고 온 정맥피가 들어와서 폐로 보내지는 곳이고, 왼쪽 집은 폐로부터 산소가 많은 신선한 동맥피가 들어와서 온몸으로 보내지는 곳이라고 생각하면 됩니다.

① **삼첨판** : 오른쪽 이층집의 윗집과 아랫집(우심방, 우심실) 사이 칸막이

② **이첨판** : 왼쪽 이층집의 위와 아랫집(좌심방, 좌심실) 사이의 칸막이, 혈액의 역류를 방지

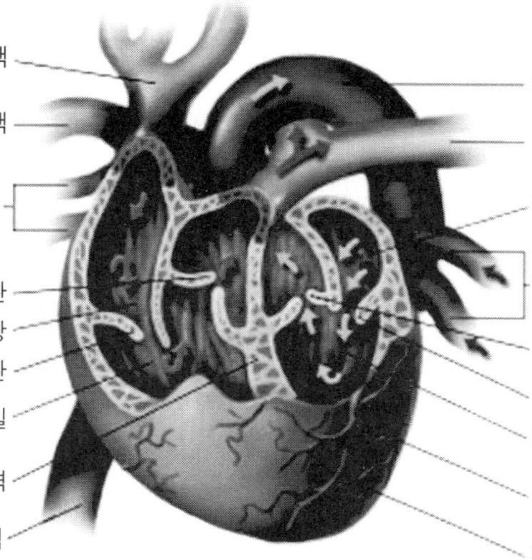

그림 2-8.

6) 후두와 인두

기도(氣道)의 상단에 있는 판상기구(瓣狀機構)를 가진 중요한 발성기관으로, 상방은 중인두(中咽頭), 하방은 기관(氣管), 후방은 하인두(下咽頭)인데, 특히 남성의 것은 사춘기에 갑상연골(甲狀軟骨)이 돌출하는데 이를 후두융기(喉頭隆起)라 하며 '아담

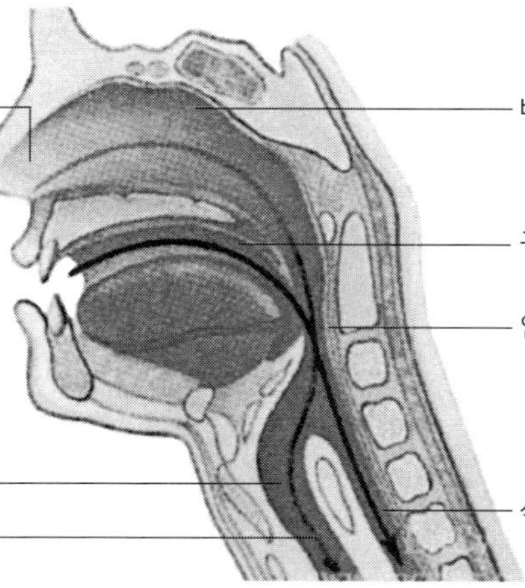

그림 2-9. 기도(氣道)

의 사과(Adam's apple)'로도 부릅니다.

- 인두의 연하작용

7) 횡경막

호흡기능에 중요한 역할을 하며 긴급 상황 하에서 재빠른 근육반응으로부터 취침습관(숙면도)에 이르기까지 다양한 인체 기능에 영향을 줍니다. 또한 인체 중 약한 부위로 탈장이 잘 일어나는 곳입니다(흉강과 복강의 구분).

8) 간(肝, liver)

영양의 조정 및 저장, 해독작용, 적혈구의 분해와 생성 및 담즙생산, 체온유지 등의 기능을 하며 비타민을 흡수하여 적혈구 생성에 필수적인 미네랄을 저장하고, 생명유지에 필요한 항체와 혈액응고 성분을 생성합니다.

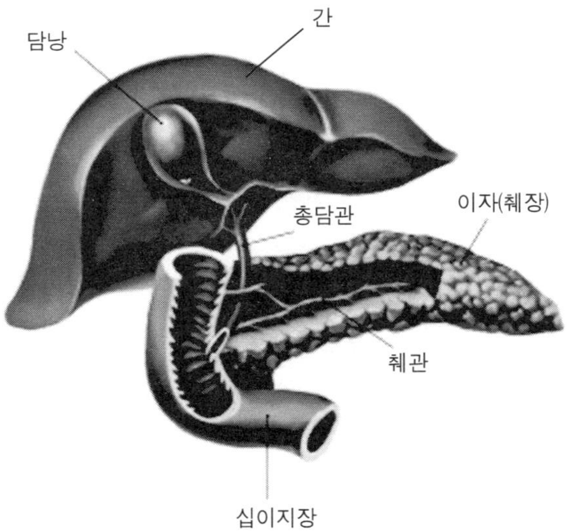

그림 2-10.

9) 담낭(쓸개, gall bladder)

간에서 생산된 담즙(스테압신)을 저장하여 소화 작용 시 소장으로 방출하며, 담즙은 섭취된 지방을 유화시켜 지방산과 글리세린으로 흡수가능하게 해주며, 필수 지용성 비타민 흡수에 기여합니다. 담즙은 장을 자극하여 연동운동을 활발하게 하며 악취 제거와 변비완화제 역할도 합니다.

10) 위(胃, stomach), 분문, 유문, 위벽과 헬리코박터 파일로리균

성인의 위는 물과 알콜을 제외하고는 체내 영양분 흡수에는 거의 관여치 않으나, 소화기관 중 가장 넓은 부분으로 섭취한 음식물을 일시적으로 저장하여 위벽의 기계 작용과 위액의 화학적 작용으로 죽을 만들어 소장으로 보내는 역할을 합니다(스트레스에 민감).

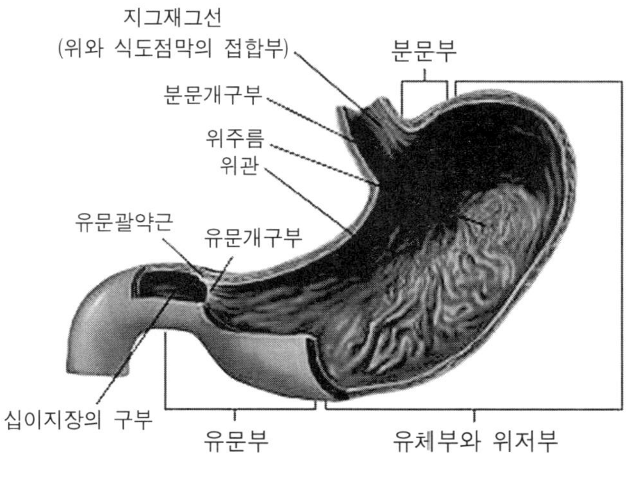

그림 2-11.

11) 췌장(이자, pancreas)

체내의 혈당농도를 조절하여 음식물의 소화와 영양소로의 전환(트립신, 키모트립신, 아밀롭신 등의 강력한 효소 분비)을 돕는 기관으로 인슐린과 글루카곤은 혈류에 섞임으로 체내의 혈당량을 조절하며 분비는 혈중당도에 따라 조절됩니다. 인슐린이 과다 분비되면 저혈당이 되고 과소 분비되면 고혈당이 됩니다.

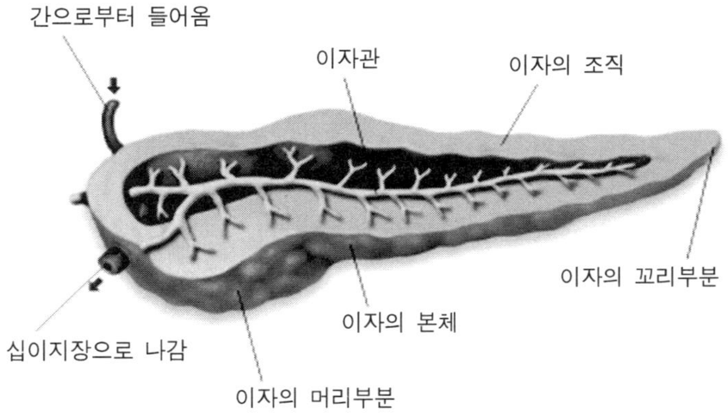

그림 2-12.

12) 비장(지라, 脾臟, spleen)

혈액을 여과하고 저장하여 체내 순환기계에서 혈액량 유지를 위해 더 많은 혈액이 필요할 때마다 저장한 혈액을 방출시키는 기능을 합니다. 헤모글로빈을 저장, 방출하기 위한 적혈구를 분해시키며 요산생성기능에 관여하며 소화기관으로서도 활동합니다. 임파액에 있는 불순물과 유독성분을 걸러내고 작은 백혈구를 만들어 내지만 수술로 제거되어도 간, 골수, 임파결절이 대신기능을 수행할 수 있는 특이한 기관입니다(적혈구 저장, 노화적혈구 파괴, 임파구 및 백혈구 생성).

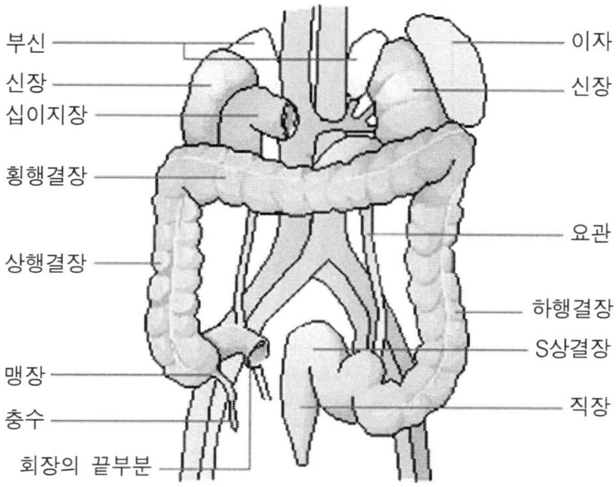

그림 2-13. 복부 내장의 상호 위치

13) 십이지장(十二指腸, duodenum)

운동성이 거의 없는 위의 유문부에 접한 소장의 일부로 담즙과 이자액을 받아들여 소화기의 영양분 흡수에 관여합니다.

14) 소장(小腸, small intestine)

직경이 대장의 약 $\frac{1}{2}$이라 소장이라고 이름 지어졌고, 근육성의 엷은 막으로 연동운동을 하며 위액, 장액, 담즙, 췌액을 받아 융모에서 영양분을 흡수합니다.

15) 회맹판

대장과 소장의 경계로 대장의 소화되지 않은 찌꺼기나 박테리아가 소장으로 역류하는 것을 방지합니다.

16) 충수(蟲垂, vermiform appendix)

충수(충양돌기) : 대장의 시작부위로 소장과 경계가 되는 회맹판의 하방에 위치, 직경 0.5~1cm, 길이 6~8cm의 기관으로 조류와 초식동물 소화에 중요한 역할을 하나 사람에게는 그 역할이 거의 퇴화되었습니다. 맹장염은 충수염을 말함.

17) 상행, 횡행, 하행결장 및 S상 결장(大腸, large intestine)

결장은 맹장에서 시작되어 대부분을 차지하며 주행하는 위치에 따라 상행결장, 횡행결장, 하행결장으로 나누어집니다. 소화되지 않는 음식물의 성분이 대장으로 들어가면 이 성분들은 상행결장으로 올라가 간의 하단부에 인접하여 횡행결장으로 바뀌며 복부중앙을 가로질러 아래로 꺾이면 하행결장이 됩니다. 하행결장은 하복부로 이어져 S자형의 결장을 이루고 직장, 항문에 이릅니다. 대장에서는 수분의 흡수와 대장에 살고 있는 대장균의 활동에 의해 섬유질이 소화됩니다.

18) 직장(直腸, rectum)

포도당 외 소화흡수는 이루어지지 않고 내용물을 저장하고 배설하는 기관으로 자율신경에 의해 배변시기를 알려줍니다. 장에 오랜 시간 내용물이 남아 있으면 세균증가로 제 문제의 원인이 됩니다.

19) 항문(肛門, anus)

항문의 끝부분은 정맥층이 발달되어 치질이 잘 발생하며, 직장의 말단부로 3개의 근육으로 꽉 닫혀있는 3cm 정도의 관입니다. 괄약근 운동은 항문의 건강에 효과적입니다.

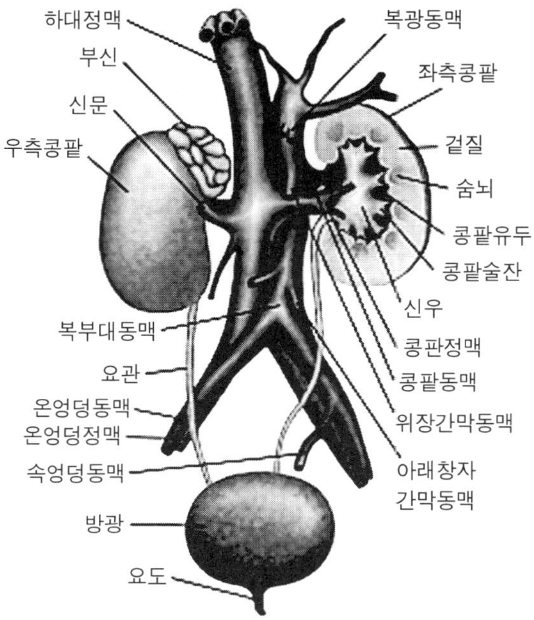

그림 2-14.

20) 부신(副腎, adrenal gland)

인체의 물과 미네랄의 균형을 조절, 나트륨과 칼륨의 밸런스를 유지하여 혈압에 중대한 영향을 줍니다. 생성되는 호르몬들은 지방, 단백질, 탄수화물의 신진대사에 매우 중요한 역할을 합니다.

① **부신피질호르몬** : 당질(신체 저항력, 스트레스 해소), 전해질(염분유지), 성선(고환, 난소발달)

② **수질호르몬** : 돌발 위험, 비상시 활력

21) 신장(腎臟, kidney)

오줌을 걸러내는 비뇨기의 주기관으로 피질, 수질, 신우로 구성되어 있고 말피기소체(신소체)에서 음식물의 대사에 의해서 생산된 요성분을 혈액에서 걸러내어 밖으로

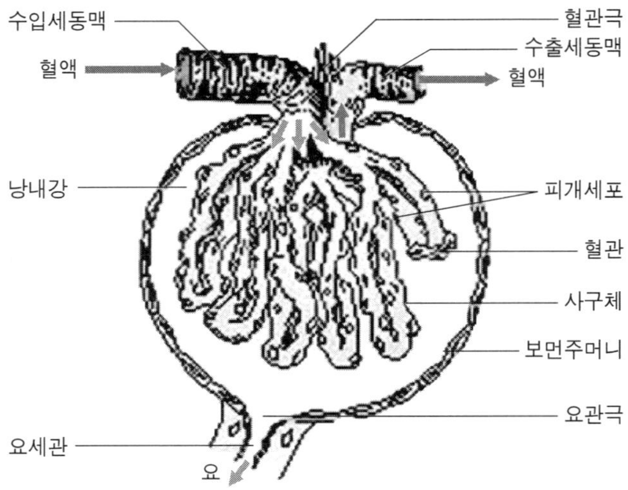

그림 2-15.

배설함으로 체내세포의 수분과 염분균형을 조절함으로 혈압에 영향을 주고 적혈구생성을 촉진시키는 호르몬을 생성합니다. 비뇨기는 신장, 요관, 방광 및 요도로 구성되어 있습니다.

22) 수뇨관(輸尿管, ureter)

신장에서 여과된 독소, 과다염분, 혈류의 찌꺼기들이 소변으로 전환되어 지나가는 근육질의 관으로 위 끝은 신장의 중앙부위에 연결되고 아래 끝은 방광에 연결되어 이상이 생기면 배설에 장애가 생겨 유독물질이 남아 염증이 생기기도 합니다.

23) 방광(膀胱, bladder)

요관을 거쳐 들어간 오줌을 저장하였다가 배설하는 쌈지 모양의 두꺼운 벽으로 된 장기로 내괄약근과 외괄약근에 의해 체외로의 오줌배출을 조절합니다.

24) 요도(尿道, urethra)

방광의 전 하방에서 시작하여 오줌을 체외로 내보내는 통로로 남녀에 따라 구조적인 차이가 있으며 소변과 함께 정액을 체외로 내보냅니다.

25) 고환, 정소(睾丸, testicle)

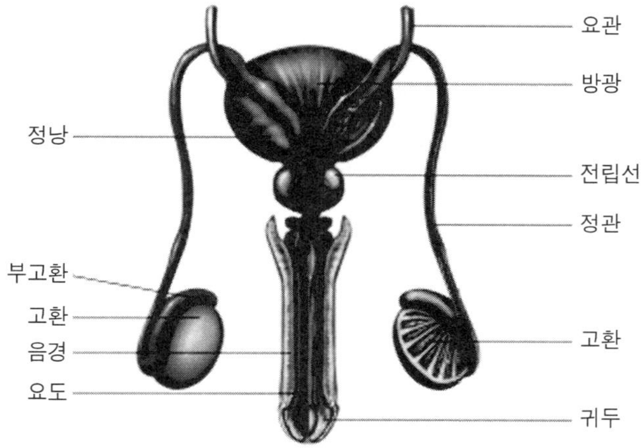

그림 2-16.

26) 전립선(前立腺, prostate)

남성의 생식선은 테스토스토론을 분비하여 근육을 발달시키고 체모와 수염이 나게 합니다. 전립선은 밤알크기의 부속선으로 사정관에 의하여 관통되어 있고 알칼리성 액체를 분비하여 정자를 보호하고 영양분을 공급함으로서 난자와 수정할 수 있도록 도와줍니다.

27) 난소(卵巢, ovary), 자궁(子宮, uterus)

여성은 에스트로젠과 프로제스테론을 분비하여 몸매를 굴곡지게하고 월경과 임신기간 중의 다양한 신체변화를 일으킵니다. 자궁은 여성의 생식기관 중 벽이 제일 두터운 근육성 장기로 난관과 질 사이에 위치하며 수정란을 발육시키는 기관으로 질과 외음부로 구성되어 있습니다.

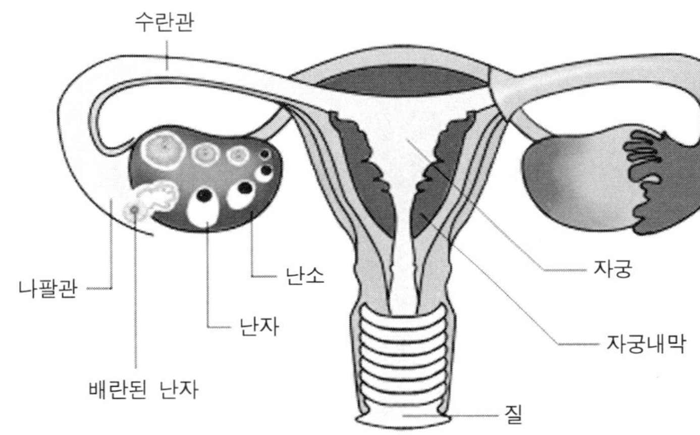

그림 2-17.

28) 부비강(副鼻腔, paranasal sinus)

전두동 : 미세한 섬유조직과 점막으로 내벽이 구성되어 있고 말하거나 노래할 때 소리의 진동폭을 넓혀주고 점막은 미세한 섬유조직의 파동작용과 더불어 코를 통한 먼지, 병균, 이물질들을 축적하여 공동 벽을 차단하므로 폐로의 병균침투를 막아 감염을 예방하는 1차방어막의 역할을 수행합니다. 앞머리 가장 바깥쪽 이마.

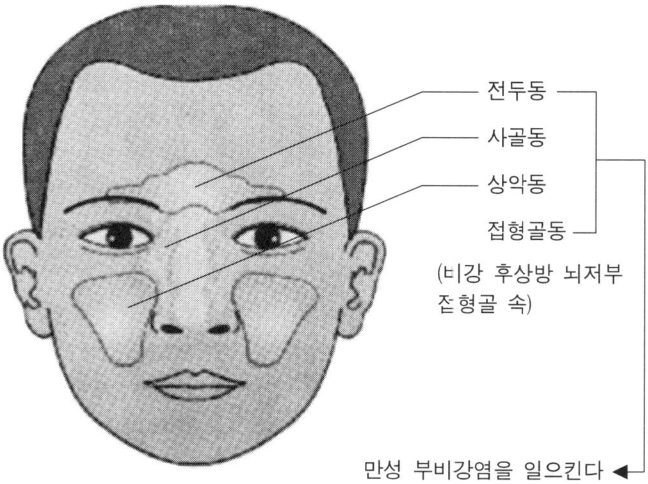

그림 2-18. 부비강(위치 및 축농 부위)

29) 눈(eye)

주위는 지방조직으로 보호되어 있으며, 인체의 다른 어느 감각기관보다 중추신경계가 외부로 노출되어있는 기관입니다.

사물 → 동공 → 망막 → 시신경 → 대뇌피질 : 물체의 형태와 색상식별

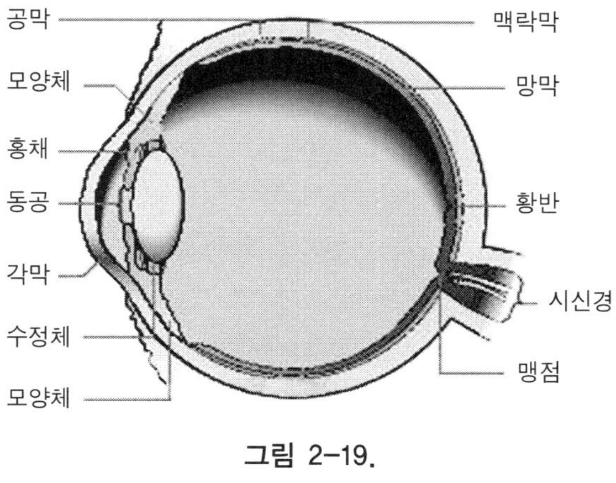

그림 2-19.

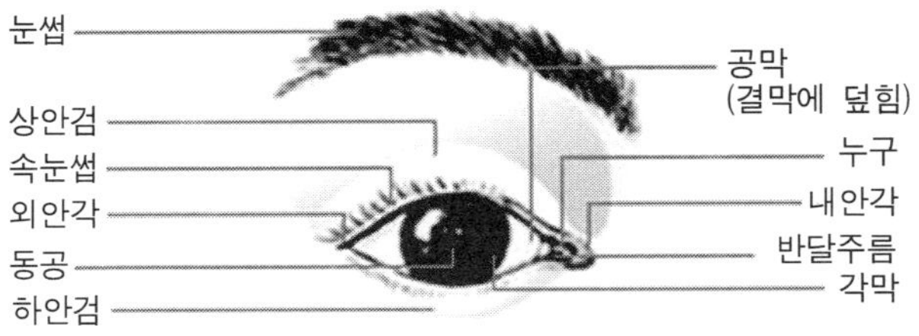

그림 2-20. 눈의 외형과 명칭

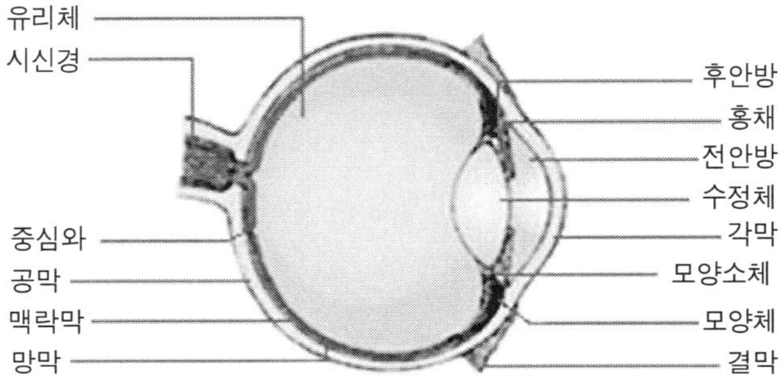

그림 2-22. 안구의 수평단면

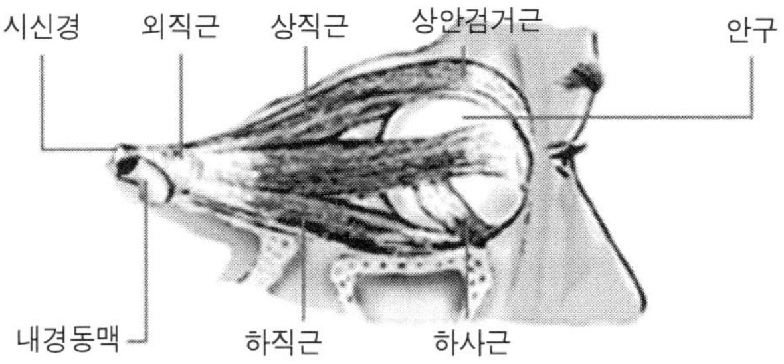

그림 2-21. 눈을 움직이는 근육(안근)

30) 대뇌(大腦, cerebrum)

중앙의 홈에 의해 양반구로 나뉘는데 뇌 가운데 가장 체적이 큰 부위이며 우뇌는 공간 감각이나 창조력 같은 지적기능을 통제하고, 좌뇌는 분석적, 언어적 기능을 조

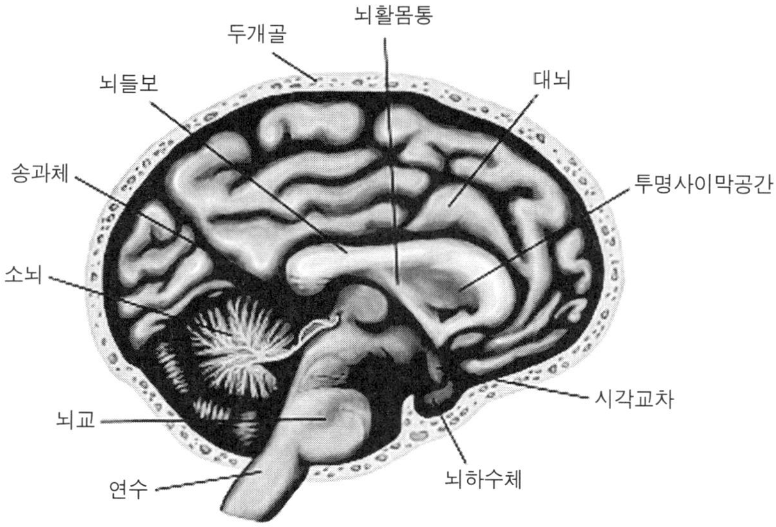

그림 2-22.

절합니다. 대뇌피질의 두께는 1~5㎜로 그 속에 90~150억 개의 신경세포가 있습니다(뇌는 그 사람자신, 생존의 모든 것을 담당).

31) 뇌간, 뇌줄기(腦幹, brain stem)

간뇌, 중뇌, 교, 연수로 이루어져 있습니다.

32) 소뇌(小腦, cerebellum)와 간뇌(間腦, diencephalon)

좌우에 두 개의 반구로 되어있고 평형감감을 조절하고, 근육의 긴장도 및 운동의 정밀도를 조정하여 근육활동을 통제합니다. 간뇌(시상, 시상하부)와 함께 호흡, 심장박동, 체온조절, 본능적 욕구 통제와 생명유지의 운동지령을 내립니다.

제 3 장 건강 식생활

1 건강식단을 위한 제안

"음식으로 고치지 못하는 병은 의사도 고치지 못 한다"는 히포크라테스의 말처럼 식사와 약은 그 근본이 같은 것(食藥同源)으로 우리가 매일 먹는 식사가 건강을 좌우한다고 해도 결코 지나친 말은 아닐 것입니다.

사람이 무엇을 어떻게 먹고 있는가를 보면 그 사람의 성격과 생활수준까지도 알 수 있으며 또한 체형, 건강상태까지도 엿볼 수 있습니다. 더욱이 식품의 선택과 소비구조와 같은 식생활 양상은 비단 개인의 생활에만 반영되는 것이 아니라, 한 민족의 문화, 역사, 사회의 의식구조, 체력 등을 알아볼 수 있는 하나의 척도가 될 수도 있습니다.

식생활에서의 질병의 원인은 크게 2가지로 볼 수 있는데 어떤 것은 넘쳐나고(實), 어떤 것은 부족(虛)하여 문제를 일으킨다는 것으로 동양의학에서는

不通則痛 通則不痛, 不營則痛 營則不痛

이라고 표현합니다.

표 3-1. 질병과 영양소와의 관계

질병과 영양소와 관계	영양과잉(實)	영양결핍(虛)
고혈압	나트륨, 지방	칼륨, 칼슘
충치	설탕	불소
갑상선		요오드
유방암	지방	
심장질환	포화지방	필수지방, 미네랄
간	알콜	
위암	나트륨	비타민 C
담석	설탕, 지방, 알콜	
당뇨	설탕, 지방, 알콜	식이섬유
대장암	지방, 육류	식이섬유
직장암	맥주	식이섬유
골다공증		칼슘, 불소
골연화증		비타민 D
관절염	설탕, 지방, 알콜	
빈혈		철, 엽산

현대인의 "삶의 질"을 평가하는 척도로서 건강을 가장 먼저 꼽는 사람들이 많습니다. 이처럼 삶에 있어서 무엇보다도 귀중한 것이 건강이기 때문에 무엇을 어떻게 먹어야 하는가는 매우 중요한 일입니다. 더구나 풍요로운 먹 거리, 서구적인 식생활의 무절제한 도입, 시장에 범람하는 가공식품, 인스턴트식품에의 지나친 의존에 따른 영양의 불균형뿐만 아니라, 영양에 관한 그릇된 지식 등이 우리의 식생활 내용을 많이 왜곡시키고 있습니다.

이러한 여러 가지 상황으로 인해 우리사회의 보건문제에 새로운 변화가 일어나고 있습니다. 가장 주목할 사항은 각종 전염성 질환의 발생률이 감소한 반면에 비전염성 만성 퇴행성 질환이 현저하게 증가하였다는 사실입니다. 소위 성인병(생활습관병)이라고 일컫는 고혈압, 동맥경화, 뇌졸중, 당뇨, 암 등 대부분의 질병은 잘못된 식습관이 주요원인이 되는 질병입니다.

식이혈육(食餌血肉), 먹은 것이 피가 되고 살이 된다, 즉 '우리 몸은 하루하루 먹은 음식에 의해 만들어 진다'라는 뜻으로 현대과학은 우리가 매일 먹는 음식과 성인병이 밀접한 관계가 있다는 것을 밝혀주고 있습니다.

우리 인체가 자체적으로 생산해 내지 못하여 외부로부터 반드시 공급받아야 하는 필수 영양소 44가지(아미노산 8가지, 미네랄 16가지, 지방과 필수지방산을 포함한 비타민 20가지) 중에 어느 것 하나라도 심각하게 부족하면 그것은 바로 질병으로 이어질 수도 있습니다(로즈 윌리엄스박사의 생명의 사슬이론). 이에 대한 보다 깊은 사항은 식이요법이나 영양요법을 통하여 연구할 수 있겠으나, 온갖 조미료와 식품첨가제로 현란하게 치장한 맛과 너무 맵고, 짜고, 달고, 뜨거운 등의 자극적인 음식은 혀끝에서는 원할지 몰라도 우리의 몸은 결코 좋아하지 않습니다.

따라서 5색(五色 : 赤黃綠黑白)과 5미(五味 : 酸苦甘辛鹹) 음식을 골고루 섭취하면서, 제철에 나는 보다 신선한 식품을 많은 조리와 가공함이 없이, 자연적인 상태로, 가급적 통째로, 늘 감사와 기쁜 마음으로, 소식(小食)을 하는 것이 건강식단의 가장 일반적인 제안입니다.

이는 6대영양소의 고른 섭취를 가능하게 하면서 보다 건강한 식생활을 이룰 수 있도록 연령, 성별, 사회계층 등에 구애됨이 없이 건강한 일반인을 대상으로 하는 제안인데, 어느 누구나 부담감 없이 자기의 식생활에 알맞게 적용하여 모두가 건강한 사회가 되기를 기대합니다.

2 영양소란?

인간이 삶을 영위하면서 필요한 생명 유지, 성장, 조직의 재생 등은 우리가 늘 접하는 식품을 통해 공급받는 영양소에 의해 이루어집니다. 그러니까 우리가 음식을 먹고, 그것을 소화, 흡수라는 일련의 과정을 통해 필요한 부분은 흡수하고, 불필요한 부분은 체외로 뱉어내는 과정이 바로 영양(nutrition)입니다.

그리고 이런 과정을 통해 우리 몸에 유익하게 전달되는 물질이 바로 영양소(nutrient)입니다. 그런데 이들 영양소 중에는 반드시 음식을 통해 우리가 외부로부터 섭취해야 하는 것이 있는데 단백질, 탄수화물, 지방, 비타민, 무기질 등이 여기에 속합니다.

1) 영양소(nutrient)

영양소는 성질에 따라 크게 유기 영양소(organic nutrient)와 무기 영양소(inorganic nutrient)로 구분하는데, 탄수화물, 단백질, 지방, 비타민은 유기 영양소에 속하고, 무기질은 무기 영양소에 속합니다.

2) 신진대사(metabolism)

영양소는 몸 안에 흡수되어 여러 가지 물질로 변하여 밖으로 배설될 때까지의 변화를 말합니다.

3) 동화작용(anabolism)

영양소를 체성분으로 전환시키는 현상

4) 이화작용(catabolim)

체성분을 분해시키는 것

5) 영양소 종류

① 에너지를 발생하여 활동의 원동력이 되는 것 : 탄수화물, 단백질, 지방
② 생식기능, 발육성장, 체조직의 보수를 촉진시키는 것 : 단백질, 무기질, 물 이상의 기능과 작용을 조절시키는 것 : 무기질, 비타민, 단백질, 지방산, 물
③ 직접적인 영양은 아니나 포만감을 주고 과식을 막으며 통변을 조절 장내 세균을 자극하여 비타민을 합성하는 것 : 섬유소

3 무엇을 어떻게 먹을까? – 생채 소식 –

사람이 태어나 정상적인 활동을 유지하기 위해 의 · 식 · 주 즉 먹고, 입고, 자는 행위가 반드시 필요합니다. 그 중 먹는 일을 가장 먼저 언급하는 것은 무엇보다 중요하기 때문입니다. 식생활은 외부로 부터 필요한 영양소를 섭취하여 신체적인 건강을 유지하는 것 뿐 아니라, 문화생활을 누리는 중요한 측면도 함께 가지고 있습니다. 그러므로 오늘날의 현대인들은 건강과 식생활과의 관계에 대한 관심이 더욱 고조되고 있으며 잘못된 식생활의 과식, 결식 등으로 영양의 불균형을 초래하여 과거보다 오히려 더 많은 생활습관병이 발생하고 있는 실정입니다.

1) 통계학적인 증거의 식물식(채식, 곡식)

① 식물식은 장수
② 에스키모인은 단명
③ 어촌보다 산촌이 장수
④ 미식은 단명
⑤ 동물성식품 섭취로 인한 문명병의 증가

2) 인체 해부학적인 증거

① 사람의 치아
② 소장의 길이와 초식동물

3) 생화학적인 증거

① 동물성기름은 우리 몸에서 만들어진다.
② 식물성기름을 우리는 필요로 한다.
③ 탄수화물은 체내 저장이 glycogen 형태로 거의 적다.
④ 식이섬유, 비타민, 물은 꼭 필요하다.
⑤ 혈색소, 근색소, 엽록소의 형태
⑥ 식물식은 비만방지
⑦ 미국상원의원 영양문제 특별위원회
(장수촌 4곳 : 오키나와, 훈자, 코카서스, 비르카밤바)

4) 어떻게 먹을까?

① 씨눈 있는 것

② 동물성 단백질과 지방 제한
③ 껍질체 전체식이 원칙
④ 5색(五色) 5미(五味)의 가공하지 않은 날것
⑤ 인공첨가물 사용하지 않기(MSG)
⑥ 천천히 꼭꼭씹어 소식(小食)
* 기쁜 마음으로 감사하게 먹자!

4 웰빙(Well-Being)식탁을 위한 건강기능식품

일생 동안 건강하게 살고자하는 것은 모든 인간의 공통적인 희망인데, 의학의 발달과 위생환경의 개선으로 평균수명이 신장되면서 고령사회로의 이행과 더불어 각종 질병의 구조는 암이나 고혈압, 뇌졸중 등으로 변화하고 생활습관병이 사망의 주요 원인으로 꾸준하게 증가하고 있습니다.

이러한 사회적 환경 하에서 생활습관병을 예방하고 건강을 확보하는 일은 무엇보다도 중요하며 건강유지와 증진을 위해서는, 편안한 마음가짐과 적절한 운동 및 휴식을 바탕으로 한 가운데, 식생활에서 균형 있는 음식의 섭취가 반드시 필요하고, 이는 일상적으로 섭취하는 식품을 통하여 건강을 유지하는 것이 가장 바람직하다 할 것입니다.

하지만 현대인들의 식생활을 살펴보면 고칼로리, 고지방 중심의 식사로 비타민, 미네랄, 식이섬유는 부족한 반면 탄수화물, 지방, 단백질은 과다하게 섭취하는 실정입니다.

일본 홋가이도 농업시험장에서 년도별 시금치 100g중 함유된 비타민 C의 양을 조사한 결과 1950년 150mg에서 1982년 63mg, 1994년 13mg으로 급격히 감소된 것으로 나타났습니다. 이는 지구환경을 악화시키고 보다 자연적인 방법이 아닌 가공적

방법으로 재배한 결과라 하겠으며 식품의 순수성이 지켜지던 시절과 같은 영양소를 섭취하려면 최소 12배 이상을 먹어야 당시와 같은 영양소를 섭취할 수 있다는 계산이 나옵니다.

따라서 농약, 방부제, 성장촉진제, 항생제가 남용된 이러한 식생활을 함으로서 현대인들은 불필요한 영양물질은 넘쳐나고, 정작 필요한 물질은 부족하여 여러 가지 건강문제가 발생되고 있는 실정입니다.

이러한 현실과 더불어 사회구성원들의 복잡 다양한 요구와 변화 속에서 식품에 관한 욕구도 시대가 변함에 따라 함께 변화하고 있습니다. 즉, 식품의 영양적 가치에서 식품의 맛과 향의 미각적 가치, 그리고 이제는 식품의 기능적 가치가 중시되게 되었습니다.

식품의 기능성이 중시되고 인기가 높아진 가장 큰 이유는 국민의 소득 및 생활수준 향상으로 건강에 대한 관심의 고조와, 인터넷의 발달로 폭 넓은 건강정보를 접하고 건강기능식품의 구입이 용이하게 되었을 뿐 아니라 또 다른 이유는 인구의 고령화라 할 수 있겠습니다.

인구의 고령화는 만성병 이환율이 높아졌으며, 건강과 삶의 질에 대한 관심이 증대되고 있는 가운데, 현 제도권 의료계가 원기회복과 면역기능의 강화, 스트레스관리 등의 문제를 속 시원히 해결해 주지 못하는 상황에서 예방적 차원에서의 건강유지와 증진이 더욱 중요하고 절실하게 되었습니다.

이러한 사회적 배경과 필요 때문에 건강기능식품이 널리 유통되고 있으며 해마다 시장이 큰 폭으로 증가하고 있습니다.

건강기능식품에 관한 법률은 2002년 8월 26일 제정 공포되었고 동법 시행규칙이 2004년 1월 31일부터 고시 시행되고 있는데, 이는 일반식품과는 별도로 국가적인 차원에서 엄격하게 감독 관리하게 한 것으로 이에 따라 국민 건강증진과 질병의 예방에 미치는 영향을 평가하고 유통질서를 관리할 수 있게 되었고, 유용성을 표시하여 국민의 알권리를 충족시켜 주었으며, 이제는 GMP(Good Manufacturing Practice) 즉 건강기능식품에 대한 우수제조시설 기준에서만 제조토록 하여 위생상의 안전까지 도모하고 있습니다.

건강기능식품의 정확한 정의는 “인체에 유용한 기능성을 가진 원료나 성분을 사용하여 정제 · 캅셀 · 분말 · 과립 · 액상 · 환 등의 형태로 제조 · 가공한 식품"으로 규정하고 있으며, 현재 우리나라의 건강기능식품의 분류는 식품공전에서 정하고 있는데, 1980년 22개 식품군으로 시작하여 종래 24개 식품군에서 영양 보충용 제품과 인삼, 홍삼제품, 글루코사민함유제품 및 녹차추출물, 대두단백, 식물스트롤, 프락토올리고당, 홍국 등이 계속 추가되고 있습니다.

건강기능식품은 생체방어, 질병방지, 생체리듬조절, 노화억제 등의 기능이 인정되어 이미 세계 보건학자, 생명과학자와 식품과학자들의 핵심연구 과제로 평가되고 있으나 우리나라의 경우 건강기능식품에 대하여 외국제품의 수입판매에만 열중하고 제조 · 가공 및 그 기능성 연구에 대하여는 일부 우수업체를 제외하고는 미흡한 실정이며, 소비자에게 제품의 효능을 충분히 이해시킬 수 있는 전문인에 의해 유통되어 건강증진과 예방제로서의 기능을 살려야 함에도 불구하고 대부분이 일반 판매자의 구매권유에 의해 판매되고 있는 실정이었습니다.

따라서 종래 대부분의 소비자들은 건강기능식품은 건강유지 및 증진을 위하여 보조해 주는 식품이 아니라 약품으로 오인하는 경우가 많았고, 공급자들이 제공해주는 일방적 정보만 얻을 수 있었지만, 이제 건강기능식품에 대한 교육을 받은 자가 판매토록 하였고, 새로운 물질이 건강기능 식품으로 인정받기 위해서는 동물실험과 임상시험을 거쳐야 하므로, 안전성과 유용성에 대한 객관적 평가가 가능해졌습니다. 또 기능성 표시 광고를 법적으로 허용하는 대신 허위 과대광고를 규제해 소비자가 올바로 판단할 수 있게 하였습니다.

따라서 소비자들은 건강기능식품을 선택할 때 첫째, 위생적으로 신뢰할 수 있는 제조시설에서 만들어졌는가? 둘째, 원료성분과 함량은 정확한가? 셋째, 가격의 적정성 등을 비교해보는 현명한 판단의 지혜가 필요하다 하겠습니다.

아무튼 진정한 웰빙(Well-Being)은 편안한 마음으로 건강할 때 건강을 지키는 것이므로 복잡한 현대사회를 살아가고 있는 대부분의 현대인들은 과거와는 다른 식탁에서 영양의 과잉, 편중, 결핍 등으로 발생할 수 있는 각종 질병을 예방하고 건강한 생활을 영위할 수 있는 건강기능식품이 어디까지나 식생활 개선 차원의 식품이라는 사실을 밝혀주고, 소비자들이 건강기능식품에 대한 올바른 인식을 가지고 효능을 정확히 알고 섭취할 수 있기를 바라며, 국민의 삶의 질 향상과 건강증진에 조금이나마 도움이 되기를 기대합니다.

표 3-2. 우리나라 건강기능식품군 분류(보건복지부 지정)

1. 뱀장어유가공식품, EPA / DHA 함유식품	9. 감마리놀렌산식품 (달맞이 꽃 종자유)	17. 엽록소함유식품
2. 로얄제리가공식품	10. 배아 / 배아유가공식품 (밀, 쌀 등 배아의 기름)	18. 버섯가공식품
3. 효모식품	11. 레시틴가공식품	19. 알로에식품
4. 화분가공식품	12. 옥타코사놀식품	20. 매실추출물식품
5. 스쿠알렌(상어간유)	13. 알콕시글리세롤식품 (상어간에서 채취)	21. 자라가공식품
6. 효소식품	14. 포도씨유식품	22. 베타카로틴식품
7. 유산균식품	15. 식물추출물발효식품	23. 키토산 / 키토올리고당 가공식품
8. 조류(클로렐라 / 스피루리나식품)	16. 뮤코다당 · 단백식품	24. 프로폴리스추출물 가공식품

* 영양보충용제품, 인삼 / 홍삼제품, 글루코사민함유제품, 녹차추출물, 대두단백, 식물스트롤, 프락토올리고당, 홍국 등 계속 추가 되고 있음.

제 4 장

스트레스 바로알기

스트레스는 심리적인 문제뿐만 아니라 육체적 질환을 일으키며, 이러한 문제는 지나친 흡연, 과음, 약물남용, 폭력, 식욕 장애 등으로 이어져 심각한 개인적 문제를 일으키고, 나아가 직장 동료와의 불화, 동기결여 등에 의한 생산성 감소 등 막대한 지장을 초래하게 되는 경우도 허다합니다. 스트레스로 인한 경제적 손실이 국민총생산의 10%를 넘는다는 사실은 이를 잘 반영하고 있습니다.

지속적인 스트레스를 받으면 두통, 불면, 소화불량의 3대 증상이 오는데, 현대인이라면 누구나 한번 이상은 경험했을 것입니다. 물론 이런 증상이 나타났다고 해서 이게 곧 병은 아니지만, 마음 약한 사람들은 큰 병이나 걸린 것처럼 근심스런 얼굴로 병원을 찾아옵니다. 종합검진을 받아 보지만 결과는 정상이라 다른 병원에 가보아도 마찬가지인 경우가 많습니다. 환자는 아프다는데 의사는 정상이라고 합니다. 그래도 계속 찾아오면 의사의 진단은 신경성이라 하며, 신경을 너무 쓰니까 그렇다는 것입니다. 신경 쓰지 말라고 충고합니다. 하지만 문제는 신경 안 쓴다고 이 병이 낫느냐는 것입니다. 스트레스의 증상은 전문의사가 아닌 경우는 잘 모르는 경우가 많기 때문에, 이 시기에 적절한 대책을 하지 않으면 신체 여력이 떨어지는 40대에 발병하여 병자가 될 수 있습니다. 일정한 병에는 그 병에 따른 특이한 증상이 있으며 효과적인 의학적 진단이나 치료 방법이 있으나, 스트레스병의 경우는 그렇지가 않으며 겉으로 보아서는 알 수 없고 만성적으로 진행됩니다. 요즈음 내과를 찾는 환자의 60~90% 정도가 스트레스와 관련된 증상으로 찾아오고 있는 것으로 추정되지만, 진단이나 치료에 뾰족한 방법이 없는 실정입니다. 따라서 의사나 전문가의 도움은 받되, 결국 각자가 적극적으로 알아서 관리해야 되는 병입니다. 즉, 스스로가 매일의 생활 속에서 스트레스에 대한 적절한 대응을 함으로써 예방과 치유를 해야 되는 병인 것입니다.

1 스트레스란?

스트레스에 대한 정의가 매우 다양하나, '내외적 환경의 변화(스트레스 유발 인자)'에 대처하여 항상성을 유지하기 위한 생리적 반응, 즉 '전투 아니면 도피반응'의 과정으로 이해할 수 있겠습니다.

스트레스는 개인에게 부과되는 요구가 즐거운 것인지 그렇지 않은지에 관계없이, 그 같은 요구에 대해 나타내는 보편적인 신체적 반응인 것입니다. 수술을 받기 위해 대기하고 있을 때 뿐 만 아니라 영화의 아슬아슬한 장면을 볼 때나 연인과 정열적으로 키스를 할 때도 호흡이 가빠지고 가슴이 고동칩니다. 이것은 굉장한 스트레스이지만, 우리는 이런 스트레스는 즐기고 있습니다. 스트레스가 모두 나쁜 것은 아니며 즐기고 있는 이상 이는 문제가 되지 않는다는 것입니다. 문제는 불쾌하고 나쁜 스트레스인데 이것이 일정 기간 계속될 때는 우리 신체에는 알게 모르게 스트레스와 관련된 병적 증상이 나타납니다.

즉, 스트레스는 부정적 측면 뿐 아니라 긍정적인 측면도 있다는 것인데, 이 개념은 스트레스의 수준이 지나치게 낮거나 지나치게 높으면 건강에 역기능 스트레스가 되지만, 어느 정도 적정 수준을 유지하면 건강에 긍정적인 영향을 끼치게 되어 순기능 스트레스가 된다는 것으로, 각 개인마다 스트레스의 최적 수준 모델이 있어서 이것을 찾아내는 것이 정신 건강의 최종 목표가 되는 것입니다.

사람의 삶에서 스트레스는 전구의 불을 밝게 해 주는 전류에 비유할 수 있는데 스트레스가 없다면 우리의 인생의 불은 켜지지 않을 것이며, 적당한 스트레스가 있을 때만이 가장 적절한 효율성과 생산성을 가지고 인생의 불을 밝힐 수 있고, 스트레스가 과도하게 지속되면 전류가 지속적으로 과도하게 흐를 때 전구의 필라멘트가 끊어지듯 사람도 여러 가지 스트레스 반응을 나타내며 육체 및 정신적 질병에 걸리게 됩니다.

2 스트레스 유발 인자

우리가 통상 사용하고 있는 스트레스의 개념은 스트레스 자극을 의미하는 스트레스 인자(stressor)에 가깝습니다. 스트레스를 받는다고 할 때의 스트레스는 스트레스가 아니라 스트레스적 상황을 연출하는 외부적 자극을 의미하는 것이기 때문입니다.

스트레스를 일으키는 인자는 나 자신과 나 자신을 둘러싼 모든 환경이 될 수 있습니다. 이를 대략적으로 분류해 보면, 소음이나 습도, 악취, 더위, 추위 등과 같은 물리적 자극으로 이루어지는 생리학적 스트레스 자극, 인간의 인지체계와 관련된 스트레스 자극으로서 모욕감, 창피감, 위압감, 자존심 손상 등을 초래하는 환경이나 사건들을 의미하는 심리학적 스트레스 자극, 사회구조, 사회 과정 등의 사회 문화적 자극체계로서 정치적 폭력, 경기침체, 사회불안, 물가고, 고용감축, 봉급동결, 사회 범죄 등의 사회 환경과 개인이 구체적으로 당면하게 되는 현실, 즉 실직, 이주, 물질적 궁핍 등의 사회적 스트레스 자극 등으로 나눌 수 있습니다.

3 스트레스에 대한 반응

일반적으로 스트레스를 받을 경우 네 가지 반응이 생기게 됩니다. 첫째, 효과적인 방어 반응을 보이는 정상적 상태, 둘째, 불안의 정도가 매우 커서 효과적으로 방어하지 못하는 신경증(neurotic), 셋째, 불안을 잘못 깨닫거나 무시하는 정신병(psychotic), 넷째, 방어에 실패하여 불안이 생체조직의 변화를 가져오게 되는 정신생리학적 이상(psychophysiological abnormal)입니다. 여기서는 주로 정신생리학적 이상을 중심으로 살펴보기로 하겠습니다.

1) 스트레스에 대한 신체적응 현상

사람에 따라 다르며 20~30대는 정서적 장애가, 중년 이상에서는 신체적 장애가 많습니다. 급성 스트레스를 받으면 맥박이 증가하고 호흡이 빨라지며 동공이 커지고 근

표 4-1. 이완 상태와 스트레스 과잉 상태의 신체 반응

신체 반응	이완된 상태	스트레스 상태
근육	이 완	긴 장
심장이나 골격근으로의 혈액 유입량	감 소	증 가
심박수	감 소	증 가
혈압	정 상	상 승
피부나 내장의 혈관	확 장	수 축
소화기관의 기능	활 발	억 제
손발의 끝	따뜻하고 건조하다	차고 땀이 밴다
뇌파	알파파	베타파
기초 대사량	감 소	증 가
에너지	축 적	소 비

육이 긴장되고 얼굴이 화끈 달아오르며 숨이 가빠지고 심장이 두근거리는 것을 느끼며, 경우에 따라서는 가슴, 배, 허리, 머리가 아프기도 하고 현기증을 호소하기도 하며 손이 떨리기도 합니다.

2) 스트레스와 관련 질병 및 상태

① 첫째, 생리적으로 심박수의 증가, 혈압의 상승, 소화기계의 변화, 근 긴장도의 증가

② 둘째, 심리적인 것으로 감정 상태의 변화, 우울, 분노, 정서불안, 긴장, 낮은 자긍심

③ 셋째, 인식적인 것으로 집중 곤란, 의사결정 곤란, 기억력 저하, 비뚤어진 사고, 정신 기능의 저하 등

④ 넷째, 행동적인 것으로 수행능력 저하, 스트레스 많은 상황의 회피, 신경과민적인 습관(tics), 식사 습관의 변화, 신체적 증상 등

표 4-2. 스트레스와 관련된 질병

① **심혈관계**	빈맥, 부정맥, 고혈압, 협심증, 심근경색증 등
② **소화기계**	식욕부진, 신경성 구토, 위경련, 가슴앓이, 딸꾹질, 위궤양, 십이지장궤양, 변비, 설사, 과민성장증후군, 궤양성 대장염 등
③ **호흡기계**	신경성 기침, 건초열, 기관지 천식, 과호흡 증후군 등
④ **내분비계**	당뇨병, 비만증, 갑상선 질환 등
⑤ **비뇨생식기계**	빈뇨, 발기부전, 불감증, 조루증, 월경불순, 불임증 등
⑥ **신경계**	긴장성 두통, 편두통, 틱, 수전증, 뇌졸중 등
⑦ **근육계**	근육통, 만성적 요통, 류마티스성 관절염 등
⑧ **면역계**	저항력 감소, 자가면역성 질환
⑨ **피부계**	여드름, 두드러기, 습진, 원형 탈모증, 가려움증, 신경성 피부염, 다한증 등
⑩ **정신계**	불면증, 우울증, 불안증, 약물남용, 알코올 중독, 신경증, 정신분열증, 자살 등
⑪ **기 타**	피로 및 무기력, 각종 암, 손상, 돌발적인 사망 등

4 스트레스 측정 및 평가

스트레스를 평가하기 위해서는 우선 스트레스를 일으키고 있는 것이 무엇인지를 알아야 하는데, 스트레스를 일으키는 가장 흔한 사건은 변화, 상실, 위협이므로 이를 기억해 두는 것이 도움이 됩니다. 또한 스트레스와 관련된 문제를 일으키는 중요 분야는 일, 결혼, 부모 역할, 친구 관계, 여가, 종교, 건강의 일곱 가지입니다.

스트레스와 긴장 정도를 알아보기 위하여 일상생활에서 누구나 느낄 수 있는 스트레스 증상의 항목에서 자신이 느끼는 빈도수를 표시한 수를 모두 합산하여 긴장 수준을 평가할 수 있습니다(표 4-3).

표 4-3. 스트레스와 긴장 정도 점검표

증 상	자주	일주일에 한두 번	거의 없다
1. 긴장감, 분노를 느끼고 신경성 소화불량이 생긴다.	2	1	0
2. 직장이나 가정에서 주위 사람들이 긴장하게 한다.	2	1	0
3. 긴장했을 때 먹거나 마시거나 담배를 피운다.	2	1	0
4. 긴장감, 편두통, 목이나 어깨의 통증, 불면증이 있다.	2	1	0
5. 밤이나 주말에 다음날 새롭게 활동할 정도로 쉽게 긴장을 풀고 머리를 식힐 수 없다.	2	1	0
6. 일에 대한 걱정 때문에 집중하기 어렵다.	2	1	0
7. 긴장을 풀기 위해 진정제나 다른 약을 먹는다.	2	1	0
8. 긴장을 풀기 위한 시간을 충분히 내기 어렵다.	2	1	0
9. 시간 여유가 있어도 긴장을 해소하는 데 사용하지 못한다.	(예) 1	(아니오) 0	
10. 업무의 성격상 마감 시간에 쫓기는 편이다.	(예) 1	(아니오) 0	

	점 수	긴 장 수 준
A	14점 이상	심각한 긴장 수준
B	10~13점	평균 이상
C	6~9점	평균
D	3~5점	평균 이하
E	0~2점	거의 긴장이 없음

어떤 생활 사건이 보다 충격적인가에 대한 질문에 응답하기 위하여 Thomas Holmes와 Richard Rahe(1967)는 사회적 재적응 척도(Social Readjustment Rating Scale)를 구성한 것입니다. 이 척도에 의하면 가장 충격이 큰 생활 사건은 '배우자의 죽음'으로써 100점, '이혼'이 그 다음으로써 73점, '결혼'은 5C점으로 7번째, '임신'은 40점으로 12번째로 나타나고 있습니다(표 4-4). 지난 12개월간 일어났던 사건의 횟수와 평균 점수를 곱하여 전체를 합산하면 지난 1년간의 총 생활 변화 단위가 되며, 이 점수가 커지면 커질수록 질병에 걸릴 확률이 커집니다.

표 4-4. 생활 사건별 사회적 재적응점수(Social Readjustment Rating Scale)

생활 사건	횟수	평균 점수	생활 사건	횟수	평균 점수
1. 배우자의 죽음		100	22. 업무상 책임의 변화		29
2. 이혼		73	23. 아들딸의 출가		29
3. 부부의 별거		65	24. 인척이나 가까운 사람과의 시비		29
4. 교도소 또는 구치소의 수감		63	25. 자신의 괄목할만한 업적		28
5. 가까운 가족의 죽음		63	26. 부인의 취업 또는 실직		26
6. 자신의 부상이나 질환		53	27. 학교 입학 또는 졸업		26
7. 결혼		50	28. 생활 상태의 변화		25
8. 직장으로부터의 해고		47	29. 자기 습관의 수정		24
9. 부부의 화해		45	30. 상사와의 불화		23
10. 은퇴		45	31. 업무시간이나 업무 규정의 변경		20
11. 가족의 건강 변화		44	32. 이사		20
12. 임신		40	33. 전학		20
13. 성생활의 어려움		39	34. 여가선용 방법과 양의 변화		19
14. 가족의 증가		39	35. 교회 활동의 변화		19
15. 사업의 합병, 재조직, 파산		39	36. 사회 활동의 변화		18
16. 재정 상태의 변화		38	37. 수입에 걸맞는 정당이나 차입금		17
17. 가까운 친구의 죽음		37	38. 수면 습관의 변화		16
18. 업무상 배치의 변화		36	39. 가족이 모이는 횟수의 변화		15
19. 부부싸움 횟수의 증가		35	40. 식생활의 변화		15
20. 수입을 초과하는 저당 또는 차입금		31	41. 휴가		13
			42. 크리스마스 시즌(연말연시)		12
21. 대출금이나 저당물을 찾는 권리의 상실		30	43. 사소한 법률 위반		11

우리 나라의 경우 결혼을 50점으로 주고 상한 점수를 주지 않고 실시하였는데 상관계수가 매우 높았지만 순위의 차이가 10 이상인 것도 4개가 있었으며 자식의 죽음이 가장 점수가 높았습니다.

사람의 성격에 따라 동일한 스트레스원에도 각기 다른 스트레스 반응을 보이므로 성격 유형을 평가하는 것이 필요하다고 하겠습니다. 각 사람의 성격을 A형과 B형으로 구분하는 데 우리의 행동 양식은 매우 복잡하여 한 가지만으로 표현될 수는 없습니다.

A형 성격은 여러 가지 양상 즉 과도한 경쟁, 인정받고자 하는 욕망, 분명하지 않는 목표에 대한 맹렬한 돌진, 자신이 강요하는 마감 시간, 반복적인 잡일에 대한 고민, 여러 가지 생각과 행동, 사건의 진행 속도에 인내하지 못하고, 휴식에 대한 불편감이나 죄책감 및 급한 일상 활동(걷기, 식사, 말하기) 등을 나타내고, B형 성격보다 심장질환 발생률이 높은 편입니다.

5 스트레스와 자살

2010년 통계청 발표에 따르면 우리나라 자살자 숫자는 년 간 총 15,413명으로 하루 평균 42.2명이 자살한 수치입니다. 이는 1999년에 비하면 무려 107.5% 증가한 것이며, OECD국가의 평균 자살률(인구 10만명 당 자살자 수) 11.2명 보다도 우리나라 자살률이 훨씬 높은 31명으로 나타나고 있습니다. 최근에는 직장에서 업무상 스트레스를 받아서 심혈관계 질환으로 인한 사망이 증가하고 있는 추세이며, 지속적인 스트레스는 정신건강에 영향을 미쳐 우울증이나 불안신경증 등을 유발시키기도 합니다.

자살이란 이와 같은 스트레스를 장기간 과도하게 받을 때 발생하는 것으로 그 원인은 매우 다양하며 개인마다 차이가 있습니다. 즉, 자살에 이르게 하는 스트레스의 종류는 매우 많으며 이에 대응하는 개인의 능력도 다양하기 때문에 일률적인 기준을 제시하기 힘듭니다. 그러나 일반적으로 자살이란 개인에게 부과된 고통을 주는 스트레스의 양이나 질이 개인이 처리할 수 없을 정도가 되면 발생하게 됩니다. 따라서 자살은 좋고 나쁨이나 옳고 그름이 아니며, 개인의 성격적 결함 때문에 발생하는 것이 아닙니다. 단지 개인이 받는 고통에 스스로 대처할 수 없을 때 발생한다는 것입니다.

자살할 가능성이 높은 경우는 다음과 같습니다.

1) 사랑하는 친구나 가족의 사망 또는 치명적인 질병에 걸린 경우
2) 이혼, 별거, 친한 관계의 파괴, 가정 불화 등 스트레스
3) 건강의 상실
4) 직장에서 퇴출, 금전, 집, 스스로의 명예, 개인적인 안전이 위협적인 상황일 때
5) 술이나 담배 중독
6) 우울증 : 우울에서 회복되기 시작할 때 자살의 위험이 가장 높다.
7) 불안신경증

직업으로 인한 스트레스는 사회적 활동에서 상당한 노력을 요구하지만 상대적으로 낮은 보상과 자신의 업무를 스스로 관장할 권한이 없는 경우입니다. 즉, 업무상 부담은 많은데 자율적인 판단을 할 수 있는 권한이 거의 없는 경우에 가장 스트레스를 많이 받습니다(high job demand with low decision latitude=job strain 증가). 특히 시간에 쫓기고, 복잡하고 중요한 문제를 해결해야 하지만 결정권이 없거나, 노력과 보상의 부적절한 조화(effort-reward imbalance)를 경험할 때, 특히 위협적인 상황에 빠지면(threatened status control) 심혈관계 질환이나 우울증에 걸릴 가능성이 높아집니다. 이와 같은 직업적인 스트레스를 자주 많이 경험하는 경우에는 스트레스의 양과 질이 증가하고 이에 대처할 방법에 문제를 유발시켜 건강한 생활 습관의 유지를 어렵게 합니다. 스트레스를 받으면 cortisol이라는 호르몬의 분비가 증가되며, 동맥경화 및 혈전 경향(혈액이 끈적끈적해지는 현상)을 증가시킵니다. 즉, 스트레스로 인해 야기된 분노(anger) 및 적개심(hostility)은 고혈압, 심장병, 뇌졸중, 그리고 정신적인 질병의 발생률을 높이고, 우울과 불안을 증가시켜 자살에 이르게 합니다.

다음과 같은 행동이나 감정적인 변화는 자살의 위험이 높을 때 일어납니다.

1) 고통이 장기간 지속되어 감당할 수 없다고 느낄 때

2) 고통이 계속되고 더 증가되어 나아질 희망이 없다고 느낄 때
3) 고통을 감당할 힘이 없다고 느낄 때
4) 자신에 대한 가치가 없다고 느낄 때, 아무도 관심을 보여주지 않을 때, 죄책감, 스스로를 미워함
5) 쉽게 분노하고 화내고, 고립적이 되고, 무감각해지고, 안달하고, 슬픈 표정
6) 직장이나 가정에서 활동이 갑자기 감소되거나 과도하게 증가할 때
7) 사회적인 고립현상, 주위 동료들과 대화가 중단된다.
8) 이전에 좋아하던 사회적인 활동을 중단한다.
9) 개인적 자기 관리나 외모에 무관심해진다.
10) 수면이나 식이습관의 변화

6 스트레스 관리

위에서 스트레스를 분류하여 보았는데, 스트레스의 유발 인자가 어떤 것이냐에 따라 대처하는 방법은 다르게 됩니다. 심리학적 스트레스 자극인 경우는 사고 과정을 통해 환경에 대한 인식체계를 바꾸려고 노력하는 심리학적 대응이 필요할 것입니다. 예컨대, 인생을 의미 있는 것으로 생각한다든가 상실의 고통을 잊기 위하여 일에 몰두한다거나 하는 것입니다. 사회적 스트레스 자극인 경우는 환경을 조작하려고 노력하는 사회적 대응이 필요한데, 예를 들어 친구, 사회, 정부 등 외부 자원으로부터 도움을 받는 것을 포함하여 사회적 체계를 바꾸려고 시도하는 것입니다.

스트레스에 대처하기 위해서는 우선 지혜의 기도에 나오는 문구를 명심할 필요가 있습니다. 즉, '변화시킬 수 없는 것은 받아들이는 평온함을 주시고 변화시킬 수 있는 것은 변화시키는 용기를 주시옵소서, 그리고 이 두 가지를 구별할 줄 아는 지혜를 주시옵소서'라는 말속에 스트레스에 대처하기 위한 방법이 제시되어 있다고 하겠습니다.

스트레스에 대처하는 일반적인 방법들을 소개하면 다음과 같습니다.

① 명상을 통한 이완과 차례차례 모든 근육들을 긴장시켰다가 서서히 이완시키기

② 복식호흡하기

③ 위협을 도전으로 바꾸어 생각하기

④ '나는 이 상황에 잘 대처할 수 있어'라고 반복적으로 이야기하기

⑤ 단호하게 대처하기('아니오'라고 말하는 법을 배우라)

⑥ 일정표를 기록하는 등의 시간을 관리하기 등이 있으며,

스트레스를 유발하는 상황이나 사람에게 반응할 때는 반응을 잠시라도 연기하도록 노력하는 것이 필요합니다. 이외에 취미 활동 등이 있는데 고민을 해결하는 방법으로 '영화치유법' 등도 있는데, 영화를 보면서 다른 사람들이 같은 문제에 어떻게 대처했는지를 알아보는 것입니다.

스트레스도 이용만 잘하면 약이 될 수도 있으므로 보다 더 건강한 생활을 할 수 있는 비결은 스스로 터득하는 것이 가장 바람직합니다.

7 스트레스에 성공적으로 대처하기

일상적인 과제 및 스트레스를 주는 상황 그리고 자기 자신에 대하여 건강한 태도를 가지고 행동합니다. 스트레스를 주는 상황을 도전으로 인식합니다. 문제나 곤란한 점에 대해 자동적으로 반응하기보다는 해결하려고 합니다. 어떤 상황이라도 잘 이용하여 성장하거나 발전하는 계기로 삼습니다. 스트레스를 감소시키는 해답을 외부에서 찾으려고만 시도하면 실패하기 쉽습니다. 자신의 스트레스를 이해하고 스트레스에 대한 항목표를 작성하여 스트레스를 주는 상황을 분석하고, 대화할 상대를 구하세요. 스트레스는 피할 수 없는 것입니다. 자신이 실수할 수 있고 한계가 있는 인간이라는 것을 받아들일 수 있다면 많은 양의 스트레스를 감소시킬 수 있습니다. 우리는 모든 것을 다 가질 수 없으며, 세상일이 늘 마음대로 되는 것은 아닙니다. 인생에는 부당한 일들도 있을 수 있습니다. 어떤 사람들은 결코 우리를 이해할 수 없으며, 우리 또한 모든 사람들을 기쁘게 할 수는 없습니다.

문제 해결식 접근법

① 안달하고, 불평하고, 걱정하는 대신에 무엇인가를 하려고 시도하자. 이 상황을 다루기 위해 내가 해야 할 일은? 일이 더 잘되게 하려면 어떤 구체적인 행동을 해야 하는가?

② 절대성과 당위성을 선호로 바꾸자. “나는 실수를 하지 않아야 한다”를 “나는 실수하지 않는 것을 더 좋아한다. 그러나 내가 실수를 한다 해도 그것이 세상의 종말은 아니다”로 바꾸자. 내가 실수하는 것을 사람들이 보는 것이 싫지만 견딜 수 있다.

③ 스트레스의 산출적 사고를 침착한 사고로 대치시키는 것. 일이 잘 안되거나 불만을 느낄 때, 이것에 대해 화낼 필요는 없다. 사람들이 언제나 내가 원하는 대로 행동하는 것은 아니다.

④ 불확실성을 견디고 감소시키며 갈등을 해소하자. 성급한 결론을 내리지 말자. 어느 정도의 불확실성이 없다면 자유롭게 선택할 수 없다. 불확실성이 우리가 가지는 이득에 대한 대가임을 인식하라. 정보를 찾자. 행동을 취하자. 특수한 불확실성의 영역인 인간관계, 이중 메시지, 역할 모호 등을 잘 이해하자. 갈등을 해소하기 위해서는 선택을 하기로 결정하는 것이 최선이다. 선택할 때 실수를 할 수도 있다는 것을 인정하라. 선택하지 않는 것이 최대의 실수이다.

⑤ 변화를 예상하고 최소화하자. 변화가 언제든지 일어날 수 있음을 예상하고 있어야 돌연함과 의외성에 대비할 수 있다. 너무 많은 변화를 겪을 때에는 변화를 최소화시키는 것이 스트레스를 줄여준다. 안정감을 증대시키고 적응 요구를 줄인다. 특히, 개인적 격변기에는 더욱 중요하다.

⑥ 일상생활에 도움을 주는 기술이나 지식을 개발하자. 스트레스 상황을 다루는데 도움이 되는 유능성을 개발하자.

⑦ 소망을 충족시키면서 요구를 감소시키자. 모든 소망을 만족시킬 수는 없다. 소망을 충족시키고자 노력을 하자. 우선순위를 정하고 활동을 제외하거나 덜 복잡하게 만들자. 비합리적인 요구는 거절하자. 자기 부과적 요구를 감소시키자. 중

요하지 않은 일에 얽매이지 말고 통제하며 책임 있는 태도를 가지자.

⑧ 자신의 가치를 분명히 하자. 자신에게 중요한 생의 의미를 알고 일상생활의 의미를 찾을 것. 청소년기와 중년기가 가장 중요하다.

⑨ 지지를 추구하라. 기탄없는 대화. 조언과 상담을 청하라. 자원을 활용하라. 지지체계가 없으면 만들어라. 의식에 참여하라. 타인의 경험을 나누라.

⑩ 건강한 성격의 특성을 이해하고 되도록 힘써라. 자아의식의 확대, 타인들에 관한 자아의 따뜻한 관계, 정서적 안정, 현실주의적 지각, 일의 중요성을 자각하고 몰두한다. 일관성 있는 삶의 철학을 갖자.

제 5 장

건강운동과 휴식

1 운동의 필요성

현대인들은 무인화, 기계화, 교통수단 및 정보통신의 발달 등으로 생활이 편리해지면서 운동부족 현상이 일어나고 있습니다. 운동이 부족하면 체력이 떨어지고, 정서의 불안정, 근육의 긴장, 수면장애 등을 초래 할 뿐 아니라 오래 지속되면 성인병(생활습관병) 등의 원인이 되기도 합니다. 생활습관병의 원인이 운동부족만은 아니지만 이와 관련이 깊으므로 이를 운동부족병(chronic hypokinetics)이라고도 부릅니다.

운동부족병이란 심혈관계 질환, 고혈압, 뇌졸중, 비만, 당뇨병, 요통 등 대부분의 성인병을 말합니다. 요즘 들어 생활습관병이 진행되는 연령층은 점점 더 젊어지고 있을 뿐 아니라 우리나라 국민들의 사망원인으로 심뇌혈관질환 및 각종 암 등의 만성퇴행성 질환이 절반이상을 차지하며 가장 많이 나타나고 있는 실정입니다. 이러한 운동 부족으로 인한 각종질병 예방을 위해서는 규칙적인 운동이 반드시 필요하다 하겠습니다.

2 운동의 원칙

일반인들이게 있어서 운동은 건강을 위한 것으로 운동을 할 때는 안전과 효과 그리고 즐거움이 기본이 되어야 하며, 운동의 효과를 높이기 위해서는 트레이닝의 원칙을 주지할 필요가 있습니다.

1) 과부하의 원칙

신체의 기능을 보다 발달시키기 위해서는 일상적인 기능수준 이상으로 그 기능을 발휘할 필요가 있습니다. 이와 같은 과정을 어느 일정기간 이상 계속하거나 또는 반복하면 그 기능은 발달되어 갑니다.

2) 점진성의 원칙

신체는 개인에 따라 기능의 능력이 차이가 있으므로 처음에는 가벼운 부하로부터 시작하여 점진적으로 부하를 높여 갈 때 이상적인 트레이닝의 효과를 얻을 수 있습니다.

3) 반복성의 원칙

신체의 발달을 위해서는 지속적으로 일정한 운동량에 따라 반복해 주어야만 트레이닝의 효과를 얻을 수 있으며, 일시적 혹은 산발적인 운동은 오히려 신체의 무리를 줄 수 있습니다.

4) 개별성의 원칙

신체는 개인에 따라 체격, 체력, 건강 등의 조건이 다르고 운동을 선택하는 기준도 차이가 있기 때문에 개인에 따라 적당한 운동이 필요합니다.

3 운동의 질과 양

운동을 처방할 때 각 개인에 따라 프로그램을 구성하는데 있어서 운동의 질이 결정되면, 운동의 양을 구성하는 운동강도, 운동시간 및 운동빈도 등의 요소를 달리해야만 운동의 효과를 높일 수 있습니다.

1) 운동의 질

운동을 하는 사람이나 운동을 하고자 하는 사람은 운동의 목적에 따라서 운동의 종류와 운동형식을 선택하여 수행하여야 하지만, 일반인들은 운동의 목적에 비해 어떻게 운동을 하는 것이 이상적인 효과를 얻을 수 있는 지에 대해서는 지식이 부족하다고 하겠습니다.

이러한 측면에서 운동의 질은 수단과 방법을 고려하여 개인에 따라 운동의 목적에 맞도록 신체의 어느 기능을 유지시키거나 향상시키려고 하는지를 파악하여 운동종목을 선택하여 실시함으로써 효율을 극대화하는데 있습니다.

2) 운동의 양

운동의 질이 결정되면 운동의 강도와 운동의 지속시간 그리고 운동빈도를 개인에 맞도록 계획하여 운동을 실시하여야 하는데 이러한 것을 운동의 양이라고 하며, 그 내용은 다음과 같습니다.

운동의 강도는 운동 프로그램을 작성할 때 각 개인에 따라 달리해야 하는데 최대의 에너지량을 근거로 최대산소섭취량을 일반적으로 측정하며, 준비운동 및 정리운동 단계의 5~15분 사이에는 30~50%의 운동 강도로 실시하는 것이 바람직합니다.

체력수준이 낮은 사무직 종사자는 50~60%의 강도부터 시작하여 점진적으로 증가시켜 주는 것이 바람직하며, 일반인에게 적절한 운동 강도는 약 60~80%입니다.

목표심박수를 이용한 운동강도 계산법

220 − 자신의 나이 = 최대심박수

최대심박수 − 안정시 심박수 = 심박예비량

심박예비량 × 0.70 + 안정시 심박수 = 목표심박수

0.70 (70%의 심박예비량으로 목표심박수를 정했을 때)

예) 자신의 나이가 40세이고, 안정시 심박수가 1분에 70박이며, 70%의 심박예비량으로 목표심박수를 정했다면,

* 계산 *

220 − 40(자신의 나이) = 180(최대심박수)

180(최대심박수) − 70(안정시 심박수) = 110(심박예비량)

110(심박예비량) × 0.70(70%의 심박예비량) + 70(안정시 심박수) = 147

이상의 결과에 의하면, 이 사람은 분당 147박의 강도로 운동을 한다면 자신의 최대능력의 70%로 운동을 하는 것입니다.

운동의 지속시간은 준비운동 5~15분, 주운동 15~40분, 정리운동 5~15분 정도 세 가지 단계에서 실시되며, 전체 운동시간은 보통 25~60분이 적당합니다.

운동빈도는 개인의 체력수준에 따라 달리해야 하는데 주당 1~3회를 기준으로 하여 최종의 목표는 주당 3~5회 정도가 적당합니다. 반면, 매일 운동을 하는 것은 지속되는 피로로 인하여 신체의 항상성을 유지하는 데는 바람직하지 않을 경우도 있습니다.

4 운동의 효과

1) 운동이 호흡에 미치는 효과

호흡계는 산소를 신체의 내부 조직에 공급하여 에너지가 생성되는데 주된 역할을 할 뿐만 아니라 이산화탄소를 신체 외부에 내보내는 역할을 합니다.

지속적이고 계획적인 운동은 폐활량을 증가시켜 흡기에 관여하는 근육의 강화로 흡기용량의 증가를 가져오게 되어 모세혈관과 폐포 간의 산소확산 능력의 증가로 많은 산소가 혈액과 결합할 수 있게 됩니다.

신체가 산소를 소비하는 능력이 향상된다는 것은 적은 양의 산소로도 운동의 시간을 더 지속할 수 있다는 것을 의미합니다.

오래 달리기 운동은 흉벽, 늑골, 횡경막, 호흡근육의 기능을 높여서 폐활량을 증가시키는 좋은 운동으로 평상시 활동할 때 호흡에 어려움을 느끼는 사람은 오래 달리기 운동, 자전거 오래타기, 수영, 배드민턴 등의 운동을 하는 것이 많은 도움이 됩니다.

2) 운동이 심장에 미치는 효과

심장이 신체의 구성 요소 중에서 가장 중요하다는 것은 이론의 여지가 없을 것입니다. 심장은 혈액순환을 원활하게 하여 고혈압, 심장판막증, 부정맥, 혈관질환 및 고지혈증 등의 심장질환을 예방해줌은 물론, 신체활동에 필요한 영양소를 각 조직으로 보내어 건강한 몸을 유지하도록 하는데 절대적인 역할을 합니다.

심장을 건강하고 튼튼하게 하기 위해서는 운동을 자신의 신체에 맞게 지속적으로 하는 것이 좋으며, 운동의 강도를 낮게 하고 등산, 오래 달리기, 배드민턴, 수영, 테니스 등의 유산소 운동을 선택하여 일주일에 3~5회 정도로 서서히 운동의 시간과 운동의 부하를 높여 주는 방법으로 약 30~50분간 실시하는 것이 바람직합니다.

운동의 효과는 심장의 용적이 커져서 심박출량이 증가되기 때문에 헤모글로빈의 양과 혈액양이 많아져 신체의 각 기관에 더 충분한 산소를 공급받아 활동에 필요한 에너지를 효율적으로 생산할 수 있게 되므로 운동을 하지 않는 사람들 보다 상대적으로 신체의 무력감을 덜 느끼고 활동적인 생활을 영위할 수 있게 됩니다.

3) 운동이 골격에 미치는 효과

인체에는 206개의 뼈에 근육과 연골 그리고 인대가 부착되어 운동의 활동 기능을 하도록 하는 역할을 함은 물론 중추신경, 심장, 폐 등의 중요한 장기를 보호하며, 뼈 속의 골수는 혈액을 만들어 내는 조혈기관으로 작용하고 대부분의 골조직은 칼슘, 인 등의 무기질 저장소로도 이용되고 있습니다.

뼈의 성장은 골내부의 해면체에 칼슘과 같은 무기질이 침착함으로써 이루어지는데, 보통 약 20~25세 정도에 뼈의 성장은 정지되고, 27세를 기준으로 칼슘이 빠지게 되어 뼈가 약해지기 시작하는데 여성의 경우 남성에 비해 약 2배 정도 빨라지며, 폐경이후의 여성이나 50대 이후의 남성은 골격 내의 무기질이 급격히 감소현상을 보이면서 뼈가 약해지는 정도가 더욱 심화되어 골다공증이 되기도 합니다.

운동은 뼈가 약해지는 현상을 방지해 줌과 동시에 뼈를 강하게 하는데 효과적이며, 걷기나 달리기 등의 운동과 함께 웨이트 트레이닝을 병행하여 운동을 실시하면 무기질의 일탈을 줄이고 골밀도가 높아져 골다공증 등의 현상을 막을 수 있습니다.

4) 운동이 근육에 미치는 효과

근육은 신경 자극을 통하여 수축과 이완을 반복하면서 몸을 움직이게 하는 것으로 힘의 근원임과 동시에 생명을 유지하는 활동을 합니다. 우리의 몸에는 약 600개 이상의 근육이 혈관에서 에너지를 공급받고 자극을 통하여 미세한 움직임으로부터 큰 힘을 발휘하는 동작까지 관장합니다.

이러한 측면에서 볼 때 근육이 약해지면 올바른 자세를 유지하기가 어려움은 물론 힘을 필요로 하는 무거운 물건을 들어서 이동시킨다든지 장시간 활동을 하는 과정에서 상해의 위험이 높아서 요통 등의 질병을 얻을 수도 있습니다.

근육을 건강하게 하고 튼튼하게 하는 것은 체력에 자신감이 생겨서 사회생활을 보다 적극적으로 할 수 있는 반면, 근육이 약하면 체력의 저하로 쉽게 피로해지거나 상해로부터 자유로울 수가 없기 때문에 매사에 자신감이 결여됩니다.

운동은 근육을 유지시키거나 발달시키기 위한 유일한 방법입니다. 운동을 통하여 근육의 양과 질을 높이는 방법은 무거운 중량으로 웨이트 트레이닝을 하여 근육의 양을 집중적으로 증가시키는 것과 가벼운 중량으로 좀 더 긴 시간을 웨이트 트레이닝하여 근육의 지구력을 향상시키는 것이 있습니다.

근육운동을 하는데 주의할 점은 트레이닝 전문가로부터 운동의 강도와 시간 그리고 빈도를 처방받아 계획적이고 점진적으로 운동하는 것이 효과적입니다.

5) 운동의 심리적 효과

(1) 스트레스 해소

규칙적인 운동은 스트레스에 반응하는 신경계에 의해 생성된 화학적 부산물을 소멸시키는 것으로 알려져 있습니다. 이 생화학적 물질의 제거는 신경계로 하여금 균형상태로 되돌아가도록 촉진함으로써 스트레스를 감소시킵니다.

(2) 자아 존중감 향상

규칙적인 운동은 근육을 조절하고 개발하며, 신체의 지방을 줄임으로써 신체의 외형을 향상시키며, 자신의 외형에 대한 좋은 감정은 자아존중감과 사기를 높여줍니다.

(3) 우울증 해소

규칙적인 운동은 혈액에 엔도르핀(endorphine)을 발산합니다. 인체 내부에서 자연적으로 생성되는 이 물질은 고통을 없애주고 안정과 평화로운 마음상태를 갖게 해주는 촉진제 역할을 하므로 우울증의 해소에 도움이 됩니다.

이상의 효과와 함께 운동을 할 때는 심폐기능, 근력, 유연성의 세 가지 측면을 반드시 고려하되, 이 세 가지가 조화를 이루어야 우리에게 도움이 됩니다. 심한 운동은 오히려 건강에 해롭다는 주장은 이 세 가지 요소를 고려하지 않고 무조건 운동을 하는 경우에 해당되는 것입니다. 예를 들면, 무리한 조깅이나 과격한 운동은 심장마비, 골절, 근육파열을 초래할 수 있고 활성산소의 과도한 생산은 오히려 건강을 해칠 수 있습니다. 특히 질병이 있거나 위험 요인을 가진 경우에는 운동에 관한 전문가의 조언을 받아야 합니다. 즉, 신체의 부적합성을 개선하면서 건강을 증진시키기 위해 개개인에게 적합한 운동처방이 요구됩니다. 최근 연구에 의하면 오히려 운동을 적게 할수록 장수한다는 이론도 제기되고 있는데 이는 일종의 운동 유해론인데, 육체적인 활동량이 많은 운동선수의 수명이 운동량이 적은 수도자보다 짧다는 이유를 운동 때문으로 해석하나, 과도한 운동이 그렇다는 것일 뿐 결코 적절한 운동은 해롭지 않음이 많은 연구에 의해 입증되었습니다. 규칙적인 운동의 건강에 미치는 효과는 표 5-1과 같습니다.

표 5-1. 규칙적인 운동의 효과

- 심장병 예방
- 혈액순환을 돕는다
- 당뇨병 예방
- 체중 조절
- 골밀도의 자연적인 감소의 속도를 늦춘다
- 대장암의 예방
- 근육, 골격, 관절의 건강 유지
- 고혈압 예방
- 긴장과 불안의 감소
- 생체에너지 증진
- 자기 자신에 대한 존중감과 자신감 고양
- 노인이 되면 넘어지지 않으면서 활동할 수 있다

5 적절한 운동

1) 심폐기능을 증진시키는 운동

심폐기능을 증진시키는 운동은 조깅, 자전거타기, 수영, 줄넘기, 등산 등이 있습니다. 그리고 테니스, 스쿼시, 배드민턴 등도 심폐기능의 훈련에 도움이 되는 유산소 운동입니다.

2) 근력을 증진시키는 운동

근력을 증진시키기 위해서는 주로 부하운동(웨이트 훈련)을 의미합니다. 헬스클럽에서 기구를 들면서 근육을 강화시키는 운동이며, 역기, 아령, 철봉 등이 대표적인 것이고 팔굽혀펴기도 근력을 증강시키는데 큰 도움이 됩니다. 근육을 강화시켜주면 체지방이 줄고 비만을 방지할 수 있고 근육이 강해지면 뼈와 관절의 건강에도 도움이 됩니다. 그리고 골다공증과 근육파열의 예방에도 도움이 됩니다.

3) 유연성을 증진시키는 운동

맨손체조와 에어로빅 체조는 신체의 유연성을 증가시켜 주기 때문에 혈액순환과 스트레스의 해소에 많은 도움이 됩니다.

6 쉽고 경제적인 운동

운동을 규칙적이고 지속적으로 하기 위해서는 자신에게 맞는 운동과 방법을 선택해야 합니다. 가능하면 자연과 벗하는 운동이 좋으며 쉽게 할 수 있어야 합니다.

1) 등산

등산은 그런 면에서 가장 좋은 운동입니다. 집 근처에 산이 있으면 등산하기에 가장 좋은 조건입니다. 등산은 심폐기능과 근력을 함께 증진시켜주며 심리적인 건강을 증진시키는데 도움이 됩니다. 산에 오른 후에는 맨손체조와 근력을 증진시키는 운동도 함께 할 수 있습니다.

2) 달리기(조깅)

달리기는 좋은 운동이지만 자기 체력에 맞는 적당한 거리를 적당한 속도로 뛰어야 합니다. 처음부터 무리하면 오히려 해로우며, 고혈압, 심장병 또는 당뇨병이 있는 환자들은 주의해야 합니다. 달리기는 심폐기능을 향상시키면서 혈당을 낮추는 효과가 있습니다. 그리고 혈청지질을 변화시켜 심장병 예방에 도움을 주는데, 총콜레스테롤과 중성지방, 그리고 저밀도콜레스테롤(LDL-cholesterol)은 줄이면서 고밀도콜레스테롤(HDL-cholesterol)은 증가시킵니다. 뼈를 강하게 해 주고 체중조절에 도움을 줍니다. 이런 효과는 유산소 운동에서 모두 볼 수 있습니다.

3) 걷기

걷는 것은 가장 쉽고 경제적인 운동입니다. 장비가 필요 없고 장소의 구애를 받지 않으면서 배울 필요가 없으며 혼자서도 할 수 있습니다. 부상을 입을 위험이 거의 없고, 날씨에 관계없이 할 수 있습니다. 비록 심폐기능을 단시간에 증진시키지는 않지만 장기간 지속적으로 걸으면 상당한 효과가 있고 언제 어디서나 쉽게 할 수 있는 장점이 있습니다. 등산이나 달리기보다 힘이 들지 않지만 효과는 비슷합니다. 특히 40대 이후의 건강관리를 위한 최적 운동법입니다. 가슴을 펴고 당당하게 빠르게 혹은 천천히 여유를 가지고 산보하면 됩니다. 산행은 등산보다 가벼운 걷기 운동입니다. 소화기능이 개선되며 우울증도 치료됩니다. 계단이 보이면 가능하면 걸어서 올라가고 1Km 이내의 거리는 반드시 걷도록 노력합니다. 즐거운 마음으로 열심히 걷고 아침에 산책하는 습관을 들이면, 아침식사 전 산책은 지방질을 소모하는데 아침식사 전의 혈당치가 가장 낮으므로 지방을 열량으로 사용하게 되어 체중 감소에 가장 효과적입니다. 걷기는 근골격계뿐만 아니라 우리의 두뇌도 훈련시킵니다. 균형을 잡기 위한 신체의 노력을 보면 걷기가 단순한 일이 아님을 알 수 있습니다. 즉, 걸을 때 균형을 유지하기 위해서는 내이의 기능과 시각적인 정보를 이용해야 한다. 궁극적으로 소뇌가 이런 정보를 통합하여 근육의 반응을 조화시켜 걷기를 완성시킵니다. 따라서 건강한 사람들의 공통적인 특성은 걷기를 즐기고 낙관적인 성격의 소유자들입니다. 걷기가 가장 좋은 운동이므로 최소한 45분은 걷기를 권장합니다.

4) 유산소 운동(Aerobic exercise)

유산소 운동이란 일반적으로 팔, 다리, 등의 큰 근육들을 지속적으로 리듬을 주면서 사용하는 운동을 의미합니다. 그 예로는 걷기, 등산, 스케이트 타기, 하이킹, 수영, 달리기, 계단오르기, 춤추기 등입니다. 개인별 체력과 건강 수준에 따라 운동 강도는 약하고 시간을 길게 하거나, 운동 강도를 강하게 하면 시간을 짧게 해야 합니다.

7 생활 속의 운동방법

일상적인 생활 속에서 가볍게 운동할 수 있는 자신 만의 방법을 개발하세요. 예를 들면, 전화를 사용할 때 의자에 앉아서 받지 말고 서서 움직이면서 받고, 식사 시간이 되면 가능하면 떨어진 식당을 일부러 찾아가며, 컴퓨터 작업 중에 스트레칭이나 가벼운 발 운동을 실시합니다. 일하다가 한 번 씩 기지개를 펴거나 일어나서 5분 정도 걷거나 몸을 흔들거나 합니다. 자신이 움직이면서 사람들을 찾아가도록 하고, 집에서 다른 사람에게 심부름시키지 말고 직접 가서 가지고 오며, 아파트 계단은 의도적으로 걸어서 올라갑니다.

8 운동처방

1) 운동처방의 목적

운동처방의 목표는 운동기술을 향상시키는 것과 체력을 향상시키는 것입니다. 운동기술이 향상된다는 것은 하나의 동작을 몇 번 반복하는 것에 의하여 신체의 신경계를 주체로 스테레오 타입(stereo type)을 형성, 신경, 근의 조정이 운동 목적에 동원되어 그 결과 하나의 운동기술이 부드럽게 효율적으로 행하여진다는 것이며, 체력의 향상이라는 것은 운동을 반복함으로 근력, 민첩성, 지구력 등 체력의 제 요소가 높아지는 것입니다.

일반적으로 운동기술에 역점을 두고 체력의 제 요소를 높여 이를 유지 향상시키는 과정은 트레이닝이라고 부르지만, 운동을 하는 것이 신체의 단련도에 의하여 다소 틀리는 의미를 가지고 있는데, 스포츠 선수는 운동기술의 향상을 목적으로 하는 연습과 체력의 향상을 목적으로 하는 트레이닝을 구별하여 실시하지만 일반 사람이 스포츠에 흥미를 가지고 기술 연습을 행하면 체력의 단련도가 낮기 때문에 체력의 향상과 트레이닝을 겸하는 것이 되며, 이 둘을 구별할 경우, 운동기술의 향상에 중점을 둘 것인지 체력향상을 위하여 행할 것인지를 생각해야 합니다. 즉, 운동처방의 목표는 연습과 트레이닝을 포함한 신체운동을 통해서 체력유지 및 향상을 촉진하며 건강의 유지 증진을 도모하는 것입니다.

2) 운동처방의 필요성

현대사회에서 기계문명의 발달은 고도의 경제성장과 함께 생활의 편리함을 제공하여 주고는 있지만 노동 시간의 감소로 인간의 신체적 생리기능을 정상적으로 유지하기에는 다소 어려움이 있기 때문에 운동량을 인위적으로 확보해야만 합니다.

현대사회에서 나타나는 신체적 특성은 어린이나 청소년들이 발육에 비하여 체력이 약하여 각종 질병에 쉽게 노출됨은 물론 낮은 연령층의 비만자가 증가하고 있으며, 성인들은 운동부족과 영양과다에서 생기는 비만, 고혈압, 심장병, 근력부족에 의한 요통과 과중한 업무 스트레스로 인하여 의학적인 질병은 없으나 신체가 이상하다고 호소하는 반 건강인이 증가하고 있습니다.

이러한 운동부족은 근력, 심장, 순환계 등을 약화시켜 생활습관병에 쉽게 노출되게 되는데 어떻게 하면 인간 본래의 생리기능을 정상적으로 유지하고 향상시키느냐 하는 문제에 접근하게 됩니다. 즉, 현대사회에서 필요로 하는 인간의 신체적 건강은 운동의 역할이 가장 크다고 할 수 있습니다.

운동은 인간의 본질적인 특성인데 만약, 인간에게 운동이 부족하면 운동 부족병이 생기게 되는데, 운동 부족병은 심혈관계 질환을 비롯한 여러 가지 질병의 위험 인자가 됩니다. 대부분의 사람들은 막연하게 땀을 흘려 운동만 하면 건강이 좋아진다고 믿고 있으나 좋은 약도 잘못 사용하면 해로울 수 있는 것처럼 운동도 바르게 이용하지 못하면 운동의 긍정적 효과를 기대할 수 없을 뿐만 아니라 심지어 질병의 원인이 됩니다. 이러한 폐단을 막기 위해 과학적 이론이 뒷받침된 운동처방이 필요한 것입니다.

운동처방이란 개인적이면서 개인의 특성에 가장 적합하도록 운동 프로그램을 구성하는 것인데, 운동형태, 운동강도, 운동시간, 운동빈도로 이루어집니다.

운동처방의 기본적인 조건은 운동이 건강을 해치지 않으면서 운동의 효과를 증진시킴은 물론 재미있고 즐거워야 합니다. 여기서 안전성과 유효성은 상반되는 특성이 있기 때문에 운동처방의 최대 초점은 이 두 가지를 동시에 만족시켜야 한다는 것입니다. 운동처방을 실제로 적용할 때 성별, 나이, 질병유무와 같은 운동 대상자의 특성에 맞는 개별화가 필요합니다.

3) 운동처방의 과정

운동처방은 각 개인의 신체적 기능과 운동능력 검사를 통하여 프로그램을 작성하여야 하는데 운동처방 전문가에게 의뢰해야 하며, 그 과정은 다음과 같습니다.

운동실시 〈 의학검사 〉
를 위한 ---- 〈 운동부하검사 〉 --- 운동처방적용---처방운동실시
개인자료 〈 체력검사 〉

(1) 의학검사

신체의 이상과 질환의 유무를 검사하여 운동이 그 사람의 건강에 대해서 해가 되는 상태가 아닌지를 평가합니다. 검사는 상담과 임상검사로 구분되며 그 결과는 다음의 운동검사와 체력검사의 가부, 운동의 금지, 운동의 종목과 강도의 제한 등을 결정하는데 도움이 됩니다.

(2) 운동 부하검사

운동 부하검사는 트레드밀이나 자전거 에르고미터를 이용하여 심전도 측정에 의한

결과를 토대로 심장, 호흡 순환계의 효율을 파악하는 동시에 그 사람의 운동능력 한계를 평가한 다음 운동 강도 상한을 결정합니다. 운동검사는 의학적 검사임과 동시에 체력검사의 준비 단계 역할을 합니다.

(3) 체력검사

체력 테스트는 행동체력의 기본 요소로 되어 있는 근력, 순발력, 민첩성, 지구력, 유연성 및 교치성에 대하여 테스트를 실시하여 개인의 체력 중에 어느 부분이 강하고 약한지를 파악한 후 개인의 운동 프로그램을 작성하는 기본 자료로 활용합니다.

체력은 인간의 활동과 생존의 기초가 되는 신체적 능력이라고 정의할 수 있습니다.

체력에는 활동의 기초가 되는 신체적 작업능력인 행동체력과 외계의 스트레스에 대하여 적극적으로 신체의 활동을 방위하여 건강상태를 유지하려고 하는 생존의 기초가 되는 방위체력으로 구분할 수 있으며, 그 구성요소는 다음과 같습니다.

① 행동체력

- **행동을 일으키는 능력** : 근력(악력, 배근력, 각력, 순발력)
- **행동을 계속하는 능력** : 전신지구력
- **행동을 조절하는 능력** : 평형성, 민첩성, 유연성, 교치성, 협응성

② 방위체력

- **물리화학적 스트레스에 대한 저항력**
  - 온도, 저산소, 고산소, 압력, 진동, 화학물질 등
- **생물적 스트레스에 대한 저항력**
  - 세균, 바이러스, 미생물, 이종 단백질 등
- **생리적 스트레스에 대한 저항력**
  - 운동, 공복, 갈증, 불면, 피로, 시차 등
- **정신적 스트레스에 대한 저항력**
  - 불쾌, 고통, 공포, 불만 등

(4) 운동처방의 작성

의학검사와 운동부하검사 그리고 체력검사를 통하여 얻은 자료를 가지고 그 사람의 건강상태, 체력특성 및 운동능력의 한계 등이 파악될 수 있습니다. 그 결과에 기준하여 운동의 가부와 운동의 강도에 관한 안전한계 및 유효한계를 결정한 후 개인에게 알맞은 운동의 강도, 시간, 빈도, 종목 등을 포함한 개인의 운동처방 프로그램을 작성합니다.

(5) 운동실시

프로그램에 따라 운동을 한다는 것은 실현 가능한 처방이기 때문에 자신의 신체적 건강은 물론 정신적 건강에도 많은 도움이 될 것이라는 믿음을 가지고 적극적으로 운동을 실시해야 합니다.

근육운동과 운동처방

운동을 수행하기 위해서는 운동의 특성에 가장 적합한 근을 수축시킴으로써 운동의 효율을 극대화할 수 있으며, 근육의 수축에는 근의 길이가 변하지 않고서 근력을 발휘할 수 있는 등척성 운동과 근의 길이를 단축시키면서 근력을 발휘하는 등장성 운동 그리고 다양한 근의 수축으로 근력의 향상을 도모하는 등속성 운동이 있습니다.

① 등척성 운동

등척성 운동은 근의 길이를 변화시키지 않고서 부하를 주어 근력을 발휘할 수 있도록 하는 트레이닝의 방법으로 아령을 양 손으로 들고 지면으로부터 양 팔이 수평이 되도록 하고 있는 자세나, 아니면 근의 길이를 일정하게 하고 잡아당기거나 밀어서 근육의 부하를 주는 형태의 운동입니다.

등척성 운동은 운동을 할 수 있는 장소나 특별한 운동 기구를 필요로 하지 않기 때문에 언제 어디에서나 쉽게 운동을 할 수 있다는 장점이 있는 반면, 동적인 움직임이 수반되지 않기 때문에 큰 힘을 발휘하는 데는 한계가 있다는 단점도 있습니다.

근력의 트레이닝 효과는 현재의 시점에서 근력이 어느 정도인지와 트레이닝의 상태 등에 따라서 차이가 있으며, 트레이닝의 운동강도는 일반인이 최대근력의 약 40% 정도로 운동을 하는 것이 바람직하고, 스포츠 선수의 경우는 최대 근력의 운동강도에 근접된 등척성 운동을 수행함으로써 근력의 효과를 증진시킬 수 있으나, 등척성 운동의 적정 운동시간은 최대 근력에서의 지속시간을 6~10초가 이상적이라고는 하지만 운동의 강도에 따라서 차이가 많습니다.

운동빈도는 일주일에 4회 이상의 빈도로 일반인은 1일 3~5세트, 스포츠 선수의 경우는 5~10세트로 운동을 하고, 세트 간 휴식시간은 1~3분으로 하는 것이 운동의 효과를 최대화할 수 있습니다.

② **등장성 운동**(근력 트레이닝)

등장성 운동은 부하를 가하면 근의 길이가 단축되면서 근력의 힘이 발생되는 것으로 트레이닝 시 움직임을 수반하기 때문에 동적운동이라고도 하고, 근력운동, 근 파워운동, 근 지구력운동 등으로 구분하기도 합니다.

근력 트레이닝은 관절의 각도에 따라 근력이 차이를 보이며, 100~110도에서 가장 큰 근력이 발생되지만 170도에서는 가장 근력이 작게 나타납니다. 운동강도는 최대 근력의 60~80%로 3~10회의 반복횟수가 적당하며, 운동의 지속시간은 운동강도에 따라 템포를 조절하고, 일주일에 3회 이상 씩 운동을 하되 일반인은 세트간 30~60초를 휴식하면서 3~5세트, 스포츠 선수의 경우는 5 ~10세트 운동을 하는 것이 효과적입니다.

③ **등장성 운동**(근 파워 트레이닝)

근 파워 트레이닝이란 근육을 짧은 시간에 어떻게 하면 최대한의 근력이 발생하도록 운동하느냐 하는 문제로 근력을 향상시키고 난 후 빠른 움직임으로 속도를 향상시키도록 하는 것이 효과적입니다. 운동의 강도가 너무 낮거나 혹은 너무 높으면 효과적인 트레이닝이 되지 않기 때문에 30~40%일 때 근육의 힘과 스피드함이 가장 높게 나타나고, 일주일에 3~4회 정도 운동을 하되 1회당 6~8초간 약 10회를 반복하여 운동하는 것이 효과를 높일 수 있습니다.

④ **등장성 운동**(근 지구력 트레이닝)

근 지구력 트레이닝이란 근육의 기능을 저하시키지 않고 운동을 지속적으로 수행할 수 있도록 트레이닝을 하는 것을 말하며, 운동의 기능을 저하시키지 않고 지속할 수 있는 것은 에너지를 확보하면서 운동을 하기 때문입니다.

운동의 강도는 최대근력의 25%일 때 운동의 효율이 가장 높은 반면 50%의 강도가 가장 효율이 낮으며, 운동시간은 운동의 강도에 따라 조절되어야 하고, 3세트 정도로 세트간 약 10분을 휴식하면서 트레이닝하는 것이 바람직합니다.

⑤ **등속성 운동**

등속성 운동은 관절의 전가동 범위에 있어 주는 부하가 다른 것과 운동 속도가 고려되기 어렵다고 하는 등장성 운동이나 등척성 운동의 문제점을 극복하려는 차원에서 실제 스포츠 장면에서 잘 나타나는 것으로 하이 레벨에서의 근력 발휘에 따른 동작에서 나타납니다.

등속성 운동은 근력, 근 파워 및 근 지구력을 향상시키는 방법으로 사이벡스의 운동기구가 있으며, 운동부하의 선택도 자유롭고, 고속의 운동이 저속의 운동보다 효율이 높고, 15회를 1세트로 하여 3세트를 실시하는 것이 운동 효과를 높일 수 있습니다.

(6) 무산소 운동과 운동처방

무산소 운동이란 유산소 운동과 상치되는 표현으로써 운동을 수행할 때 산소가 섭취되지 못하는 운동의 형태이며, 운동강도가 높고, 운동시간이 짧은 것이 특징입니다.

운동을 마친 후 섭취하는 산소의 양을 산소 부채량이라고 하는데, 산소의 부채량이 큰지 적은지에 따라서 운동 능력이 결정되며, 이는 무산소 운동의 종류를 파악하는 근거로 운동시간이 최대 7~8초 사이에 결정되는 크레아틴 인산성 대사과정과 운동지속 시간이 최대 30초로 결정되는 젖산성 대사과정으로 나눌 수 있습니다.

① 크레아틴 인산성 대사과정

이 트레이닝은 일반적으로 최대의 스피드를 위한 트레이닝 방법으로 단거리 달리기의 스피드를 전체적으로 높이거나 근력의 파워를 가장 짧은 시간에 발휘할 수 있도록 크레아틴 인산성 기능을 향상시키는 것이 목적입니다.

운동강도는 7~8초 동안 최대한 스피드를 지속시키면서 끝까지 그 속도를 유지시키는 방법과 최대 스피드의 90~95%에서 트레이닝을 하는 방법이 있는데, 이는 최대한의 스피드가 운동의 효과를 극대화시킬 것으로 보이지만 스피드의 정착현상이 발생되어 트레이닝의 효율을 반감시킬 우려가 있기 때문입니다.

운동시간은 7~8초가 가장 이상적이고, 스프린터의 경우는 30~70m, 수영은 10~20m가 적정한 운동거리이며, 휴식시간은 1~4회까지는 인산성 대사과정으로 운동을 할 수 있기 때문에 2~3분 정도, 5회째부터는 7~10분으로 한정하는 것이 좋습니다. 그리고 운동의 반복횟수는 운동선수의 트레이닝 정도에 따라 차이를 두어야 하므로 5~10회의 범위 내에서 결정하는 것이 바람직합니다.

② 젖산성 대사과정

젖산성 트레이닝의 목적은 30~40초 동안 운동을 할 때 산소부채를 높여서 운동의 능력을 향상시키는데 있습니다.

운동의 강도는 트레이닝을 하는 동안 스피드를 떨어뜨리지 않고 지속하는 것과 트레이닝의 최대 스피드를 90~95%로 운동을 수행하는 방법을 통하여 젖산의 적응 능력을 향상시키는 방법이 있고, 운동시간은 최대의 스피드로 30~40초 설정하는 방법이 있습니다.

운동거리는 200m에서 시작하여 점진적으로 350m까지 향상시키고, 휴식시간은 1회마다 휴식을 충분히 하면서 트레이닝을 할 때 10~15분의 범위로 하고, 1세트의 반복 횟수를 3~4회의 운동으로 제한한다면 1~2회 사이에 5~8분, 2~3회 사이에 3분,

3~4회째는 2~3분의 휴식시간을 갖도록 하며, 1세트의 반복횟수는 3~4회로 하되 초심자의 경우 1~2세트, 트레이닝을 지속적으로 하고 있는 사람은 3~6세트로 실시하는 것이 바람직합니다.

(7) 유산소 운동과 운동처방

① 유산소 운동

유산소 운동이란 신체에 산소를 공급하는 양과 소비하는 양이 비슷하여 운동을 실시하면 말초근육을 움직여 폐와 심장 및 혈관계의 활동을 활발하게 하여 신진대사를 왕성하게 하는 것을 말하며, 산보, 속보, 조깅, 러닝, 에어로빅댄스, 축구, 배구, 농구 등이 유산소 운동에 해당됩니다.

운동의 질에 해당하는 유산소 운동과 운동의 종목이 정해지면 운동의 양에 대한 프로그램을 구성하여 운동을 수행하게 되는 데, 운동의 강도를 높게 선택하면 운동의 시간은 낮게 계획을 설정하여야 하며, 운동의 빈도는 일반인의 경우 주당 3~5일 정도 하는 것이 바람직합니다.

트레이닝에 따른 운동의 강도와 시간 및 빈도를 살펴보면 다음과 같습니다.

[운동의 강도와 시간 및 빈도]

	운동시간			운동빈도
트레이닝유형	10분	30분	1시간	
약한운동	65%	50%	40%	주당 4~5일
중간운동	75%	60%	50%	주당 3~4일
강한운동	85%	70%	60%	주당 3일

- **초급자를 위한 유산소 운동과 운동처방**

  운동을 해 본지 오래된 사람이나 운동부족을 느끼는 사람은 약 3달 정도 기본적인 운동을 해야 하는데 빨리 걷기 운동이나 가벼운 조깅을 분당 맥박수를 약 120

박수로 심장과 폐 기능을 높여주어야 합니다.

초보자의 유산소 운동은 기본적인 체력을 가지고 있거나 어느 정도 운동을 수행한 사람으로 일정한 운동의 양을 정하여 실시함으로써 호흡기능과 순환기능을 효율적으로 향상시킬 수 있습니다.

초급자를 위한 유산소 운동 프로그램은 약 12주를 실시하는 것이 이상적이고, 준비운동과 정리운동은 스트레칭을 포함하여 5~15분, 운동거리는 1.6km에서 시작하여 4.8km, 목표시간은 9분에서 30분, 목표심박수는 65%, 운동빈도는 주 3회 실시하는 것이 바람직합니다. 그 내용은 아래와 같습니다.

[초급자의 달리기 운동프로그램]

운동단계	준비운동	운동거리	목표시간	목표심박수	정리운동	운동빈도
1~2주	5~15분	1.6km	11분	65%	5~15분	주3회
3~4주	5~15분	1.6km	9분	65%	5~15분	주3회
5~6주	5~15분	3.2km	21분	65%	5~15분	주3회
7~8주	5~15분	3.2km	19분	65%	5~15분	주3회
9~10주	5~15분	4.8km	31분	65%	5~15분	주3회
11~12주	5~15분	4.8km	29분	65%	5~15분	주3회

• **중급자를 위한 유산소 운동과 운동처방**

중급자를 위한 유산소 운동은 초급자 운동 프로그램을 소화한 사람이나 운동을 정지한지 얼마 되지 않은 사람으로 분당 160m 정도 달리기를 수행할 수 있는 운동 능력이 있어야 합니다.

중급자의 달리기 운동 프로그램 과정을 통하여 운동을 지속하면 전신지구력이 많이 향상되어 고급자 유산소 운동을 수행할 수 있는 능력을 갖게 됩니다. 중급자를 위한 유산소 운동 프로그램은 약 12주를 실시하는 것이 이상적이고, 준비운동과 정리운동은 스트레칭을 포함하여 5~15분, 운동거리는 3.2km~4.8km, 목표시간은 20~28분, 목표심박수는 70%, 운동빈도는 주 3~4회 실시하는 것이 바람직하다며 그 내용은 아래와 같습니다.

[중급자의 달리기 운동프로그램]

운동단계	준비운동	운동거리	목표시간	목표심박수	정리운동	운동빈도
1~2주	5~15분	3.2km	22분	70%	5~15분	주3회
3~4주	5~15분	3.2km	20분	70%	5~15분	주3회
5~6주	5~15분	3.8km	24분	70%	5~15분	주3회
7~8주	5~15분	3.8km	22분	70%	5~15분	주4회
9~10주	5~15분	4.8km	28분	70%	5~15분	주4회
11~12주	5~15분	4.8km	26분	70%	5~15분	주4회

- **고급자를 위한 유산소 운동과 운동처방**

유산소 운동을 1년 정도하고 있으면서도 운동처방에 의해서 체계적으로 수행하고 있지 않았던 사람이나 운동처방에 의한 중급자 유산소 운동과정을 마친 사람은 고급자 유산소 운동 프로그램에 의하여 운동을 할 수 있습니다.

이 과정의 사람은 분당 약 200m를 지속적으로 달릴 수 있을 정도의 능력을 가지게 되는데 고급자의 유산소 운동처방 과정을 이수하게 되면 건강한 체력을 갖게 되며, 단거리 마라톤에 참가할 수 있을 정도 운동 능력이 향상됩니다.

고급자를 위한 유산소 운동 프로그램은 약 12주를 실시하는 것이 이상적이고, 준비운동과 정리운동은 스트레칭을 포함하여 5~15분, 운동거리는 3.2km~4.8km, 목표시간은 18~27분, 목표심박수는 80%, 운동빈도는 주 4회 실시하는 것이 바람직하며 그 내용은 아래와 같습니다.

[고급자의 달리기 운동프로그램]

운동단계	준비운동	운동거리	목표시간	목표심박수	정리운동	운동빈도
1~2주	5~15분	3.2km	20분	80%	5~15분	주4회
3~4주	5~15분	3.2km	18분	80%	5~15분	주4회
5~6주	5~15분	3.8km	22분	80%	5~15분	주4회
7~8주	5~15분	3.8km	21분	80%	5~15분	주4회
9~10주	5~15분	4.8km	27분	80%	5~15분	주4회
11~12주	5~15분	4.8km	24분	80%	5~15분	주4회

② 걷기 운동 프로그램의 준수사항

걷기 운동의 프로그램을 수행하는데 있어서 다음과 같은 일반적인 준수사항에 따라 실시해야 운동의 효과를 높일 수 있습니다.

- 몸의 중심을 수직으로 하고 허리를 바로 세워야 하며, 배를 앞으로 내밀지 않은 자세로 반듯이 걷는다.
- 본 운동을 실시하기에 앞서 가벼운 걷기를 한 다음 스트레칭을 실시하여 본 운동 전에 준비운동을 하고, 본 운동 후에는 꼭 정리운동을 하도록 한다.
- 자신의 체력수준을 체크하여 일정한 거리를 걷도록 한다.
- 운동 전, 중, 직후에 10초간 심박수를 측정한 다음 곱하기 6을 하여 1분간의 심박수를 체크한다.
- 운동초기에는 운동목표 심박수가 1분에 120회 정도가 되도록 속도를 조절한다.
- 걷기운동이 충분히 적응되면 걷는 거리를 단계별르 늘려 나간다.
- 심박수와 걷기 운동 실시 여부를 기록하여 참조한다.

걷기 운동 프로그램의 실제

[초급자의 걷기 운동프로그램]

운동단계	준비운동	운동거리	목표시간	목표심박수	정리운동	운동빈도
1~2주	5~15분	1.6km	19분	50%	5~15분	주2회
3~4주	5~15분	2.0km	24분	50%	5~15분	주2회
5~6주	5~15분	2.4km	29분	50%	5~15분	주2회
7~8주	5~15분	2.8km	34분	50%	5~15분	주3회
9~10주	5~15분	3.2km	38분	50%	5~15분	주3회
11~12주	5~15분	3.6km	43분	50%	5~15분	주3회

[중급자의 걷기 운동프로그램]

운동단계	준비운동	운동거리	목표시간	목표심박수	정리운동	운동빈도
1~2주	5~15분	1.6km	14분	55%	5~15분	주4회
3~4주	5~15분	2.0km	18분	55%	5~15분	주4회
5~6주	5~15분	2.4km	22분	55%	5~15분	주4회
7~8주	5~15분	2.8km	25분	55%	5~15분	주4회
9~10주	5~15분	3.2km	29분	55%	5~15분	주4회
11~12주	5~15분	3.6km	32분	55%	5~15분	주4회

[고급자의 걷기 운동프로그램]

운동단계	준비운동	운동거리	목표시간	목표심박수	정리운동	운동빈도
1~2주	5~15분	1.6km	13분	60%	5~15분	주4회
3~4주	5~15분	2.0km	15분	60%	5~15분	주4회
5~6주	5~15분	2.4km	19분	60%	5~15분	주4회
7~8주	5~15분	2.8km	21분	60%	5~15분	주4회
9~10주	5~15분	3.2km	24분	60%	5~15분	주4회
11~12주	5~15분	3.6km	28분	60%	5~15분	주4회

③ 달리기 운동 프로그램의 준수사항

달리기 운동의 프로그램을 수행하는데 있어서 다음과 같은 일반적인 준수사항에 따라 실시해야 운동의 효과를 높일 수 있습니다.

- 몸의 자세는 지면과 수직이 되도록 하고, 다리는 보폭을 크게 하는 것이 좋으며, 시선은 18~20m 전방을 향하도록 한다.
- 달리기 운동을 하는데 있어서 손, 발, 어깨 등에 힘을 빼고 자연스럽게 동작을 하는 것이 중요하다.
- 일반인의 목표심박수는 분당 140~160회 정도가 적당하다.
- 운동수행의 완료가 목표시간에 미치지 못할 경우에는 점차적으로 시간을 줄여나갈 수 있도록 노력한다.

9 풍요로운 삶을 위한 휴테크(休Tech)

열심히 일한 당신 떠나라!

이 한 줄의 카피는 우리의 마음을 괜히 설레이게 합니다.

인간은 누구나 자유롭기를 희망할 것입니다. 그리고 여가라는 말의 영어 레저(Leisure)는 자유(Liberty)와 언어적으로 상통하는데, 이 자유는 단순한 자유로운 한가한 시간이라기보다는 선택의 자유(Freedom of choice)를 그 내용으로 하고 있습니다.

이러한 여가와 휴식을 보통은 일에서 벗어난 시간이라 여겨 언제나 노동과의 상관개념으로 이해하고 있지만, 옥스퍼드 영어사전에는 레져를 다음과 같이 주석하고 있습니다.

즉 여가란

① 자유롭고 아무것에도 얽매여 있지 않은 시간

② 좁게는 직장에서 해방되는 어떤 기회, 넓게는 마음의 여유

③ 어떤 보람된 일을 할 수 있는 기회 등으로 풀이하고 있습니다.

이렇게 이해할 때 여가를 무의미한 한가로운 시간과 혼동해서는 결코 안 될 것이며, 여가야 말로 인간실존의 근본적인 문제와 관련시켜, 우리들의 삶의 질을 높이고 풍부하게 할 수 있는 차원에서 접근해야만 할 것입니다.

따라서 문제는 여가 시간이 얼마나 있느냐는 것이 아니라, 그 주어진 시간을 어떻게 이해하고 무엇을 위하여 활용할 것이냐 하는 생활철학의 질적 문제인 것입니다. 이처럼 여가의 의미를 새롭게 발견해 낼 때 비로소 현대인은 자기의 삶을 참되게 실현하고 완성해 나갈 수 있는, 전혀 새로운 가능성을 찾아낼 수 있을 것입니다.

우리의 몸은 정신을 담는 그릇이고, 우리의 정신은 우리의 몸을 움직이게 하는 근본인데, 인체는 과다한 업무로 피곤하거나 아프면 반드시 기력이 떨어지면서 졸음이 밀려옵니다. 이런 현상 역시 그냥 일어나는 것이 아니라 내 몸의 세포들이 쉬고 싶다고 보내는 신호인 것입니다.

세포들은 왜 쉬려고 할까요?

그것은 세포의 生新(생신) 즉, 분열과 재생을 하기 위해서이며 세포는 분열하기 전에 반드시 충분한 휴지기를 거쳐야 비로소 건강한 세포들로 분열되는 것입니다.

그렇다면 세포는 언제 쉴까요?

그것은 바로 세포가 아무런 활동을 하지 않아도 되는 인간이 쉴 때입니다. 만약 휴식을 하지 않는다면 당연히 세포도 충분한 휴지기를 가질 수 없게 됨으로써 건강한 세포로 분열되지 못하며, 이러한 세포들은 죽거나, 휴지기 없이도 살 수 있는 암세포로 변질하는 것입니다. 실제로 암세포 속에는 세포를 자살하게 만들거나 쉬게 하는 P53 유전자가 없습니다.

진정한 의미의 휴식이란 몸뿐만이 아니라 마음과 영혼도 편안한 상태를 유지하는 것인데, 몸은 쉬고 있어도 정신적으로 스트레스에 시달리면 스트레스도 에너지를 필요로 하는 활동이기 때문에 세포들은 진정으로 쉬지 못하는 것입니다. 또한 우리 몸은 밤에 쉬도록 습관화돼 있기 때문에 낮보다는 밤에 쉬어야 충분한 휴식을 취할 수 있습니다. 이처럼 휴식도 건강을 유지하고 질병을 치유하는데 꼭 필요한 중요한 요소이므로 몸과 마음을 규칙적으로 그리고 충분히 쉬도록 해주어야 하는 것입니다.

인생에 있어서도 마찬가지로 열심히 일했다면 반드시 적절한 휴식이 있어야 스트레스도 풀리고 긴장된 마음과 피곤한 몸이 새롭게 균형을 찾아 일의 능률이 향상될 것입니다.

잘 쉬고 잘 노는 것이 경쟁력으로 이어진다는 의미의 휴테크(休Tech)는 휴가와 테크닉의 합성어로 단순히 휴식하는 것이 아니라 업무의 영역과 적절한 조화를 통하여 자기개발과 업무의 향상을 가져오는 여가활동으로서 일 못지않게 중요한 삶의 일부이며 더 나아가서는 원하는 것을 이루어 내도록 돕는 적극적인 자기발전의 일부가 될 것입니다.

만약 당신이 휴식 없이 계속 일만하다가 건강을 잃게 되면 직업, 경제, 가정 등에 어떠한 영향을 끼칠지 상상을 해보았습니까?

건강을 잃게 되면 자기 자신뿐 만 아니라 가족들에게도 고통을 주는 것은 물론이며 삶의 모든 것이 무너진다고 해도 결코 지나친 말이 아닐 것입니다. 건강은 건강할 때 지키지 못하면 다시 회복하기란 무척 어려운 일이기 때문입니다.

휴테크에는 여러 가지가 있겠으나 실천적인 휴테크 방법으로 자연과 함께하는 연수프로그램이나 건강을 테마로 한 여행 등이 바람직 할 것으로 추천하는데 이러한 아이템들은 직접참여를 통하여 스스로의 건강을 향상시킬 수 있고, 여가선용과 업무 능률향상이라는 1석2조의 효과를 기대할 수 있기 때문입니다.

이러한 것들을 조화롭게 고려한 휴테크 프로그램은 국민 건강증진과 삶의 질 향상에도 크게 기여될 것으로 기대가 되는 것입니다.

그러므로

여가는 단순히 노는 것이 아니라 삶의 질을 향상시킬 수 있는 것으로

① 스트레스해소
② 건강증진
③ 자기개발
④ 여유로운 삶의 영위
⑤ 새로운 것에 대한 도전
⑥ 모험과 흥분으로 만족감부여
⑦ 일과 여가의 균형 잡힌 라이프스타일
⑧ 자아 존중감의 유지 등을 가능하게 해주는 것으로

이제는 선택이 아닌 현대 사회의 필수적인 요소로 이를 잘 이해하고 효과적으로 활용하는 지혜가 필요하다고 하겠습니다.

제 6 장

술! 약(藥)일까? 독(毒)일까?

세계보건기구(WHO)는 "안전한 음주는 있을 수 없다"며, 건강을 위해서는 술을 입에 대지도 말라고 주장하고 있습니다.

술의 성분을 가르키는 우리말 주정(酒精)의 정(精)이 마음 정자(精字)인 것처럼 영어, 불어, 독어에서도 주정을 표현하는 말이 spirit, espri, geist 등으로 모두 정신이란 의미를 가지고 있습니다.

그리스의 비극시인 유리피디즈는 "술 없는 곳에 사람 없다"고 숫제 등식을 설정했고, 키케로는 "술을 마시지 않는 인간으로부터는 사려 분별(思慮分別)을 기대하지 말라"고 못 박은 반면에 영국의 정치가였던 글래드스턴은 "전쟁, 흉년, 전염병 이 세 가지를 다 합쳐도 술이 끼치는 손해와 비교할 수 없다"고 엄중 경고하였고, 코란은 "포도의 한 알 한 알에 악마가 있다"고 철저한 금주를 강조하고 있습니다. 술은 인류 역사를 통틀어 가장 오랜 논쟁거리의 하나임에 틀림이 없습니다.

술은 사회적인 억압을 감소시키고 긴장을 해소시키는 진정제로서 인간의 역사와 거의 같이 시작한 기호품이나, 술을 소량 마셨을 때는 진정 효과가 있지만, 중등도 이상을 마시면 여러 가지 신체 및 정신 장애를 일으키는데, 장기간 과다하게 섭취하면 내성이나 의존, 그리고 금단증상 등의 정신 장애와 신체 각 장기에서의 장애를 일으킵니다.

1 알코올의 대사 및 약리 작용

섭취한 알코올의 25%는 위장을 통하여 흡수되고 75%는 장에서 흡수됩니다. 흡수에 영향을 미치는 요소에는 위장 내의 음식물(있으면 흡수가 느려진다), 술 마시는 속도, 술의 농도와 양, 그리고 술의 종류, 위장관 운동력(빠르면 흡수가 빨라진다) 등입니다. 흡수된 알코올의 90~98% 정도는 간에서 대사되고 나머지는 신장, 폐, 피부를 통하여 배설됩니다. 흡수된 알코올은 알코올 탈수소 효소(alcoholdehydrogenase)에 의하여 간에서 아세트알데히드(acetaldehyde : CH_3 CHO)로 산화됩니다. 또 다른 기전으로 알코올은 MEOS(microsomal ethanoloxidizing system)에 의해서 아세트알데히드가 됩니다. 아세트알데히드는 아세트알데히드 탈수소 효소(acetaldehyde dehydrogenase)에 의하여 초산(acetate)으로 전환됩니다. 초산은 말초조직에서 acetyl coenzyme A로 전환되어 이산화탄소와 물로 바뀌어 집니다.

아시아인 중 50%는 아세트알데히드 탈수소 효소가 변이된 형태를 가지고 있어 술을 마신 후 짧은 시간에 혈중 아세트알데히드 농도가 증가하여 혈관이 확장되고 얼굴이 확 달아오르고 열감, 빈맥, 저혈압의 증세가 나타나는 알코올-홍조 반응(alcohol-flush reaction)이 나타납니다.

알코올 중독 치료 시 사용하는 disulfiram(antabuse)은 아세트알데히드 탈수소 효소의 작용을 방해하여 심한 아세트알데히드 증후군이 생깁니다.

알코올은 혈관-뇌 장벽을 쉽게 통과하고 뇌 속의 혈중 알코올 농도는 말초혈액 알코올 농도보다 더 빨리 상승합니다. 알코올은 태반을 통과하여 태아에게 전달되고 수유를 하는 경우 모체의 혈중 농도의 95% 정도가 신생아에게 측정됩니다.

2 알코올의 효과와 분해

사람마다 차이는 있지만 일반적으로, 알코올 소모량이 16 mL(혹은 그램)인 경우 혈중 알코올 농도는 0.03% 정도가 되면 감정의 변화가 일어나기 시작합니다. 이때 알코올이 체내에서 제거되는 시간은 2시간 정도이며 알코올 소모량이 80 mL가 되면 혈중 알코올 농도는 0.15%가 되며 명백한 중독 상태가 되고, 체내에서 제거 되는데는 10시간 정도가 걸립니다. 술의 도수와 용량에 따라 알코올 소모량을 계산하는 공식은 알코올 소모량(mL 또는 그램) = 술의 용량(mL) × 술의 도수(%)/100이다. 즉, 술의 도수가 25%이고 용량이 360 mL인 2홉 소주 한 병의 알코올량은 90 그램(360 × 0.25)인 셈이며, 도수가 4%이고 용량이 500 mL인 맥주 한 병의 알코올량은 20 그램(혹은 mL) 입니다. 알코올 소모량에 따른 혈중 농도, 신체와 행동에 대한 효과, 그리고 체외로 제거하는데 소요되는 시간은 표 6-1과 같습니다.

표 6-1. 알코올 소모량에 따른 혈중 알코올 농도, 신체와 행동에 대한 효과 그리고 체외로의 제거 시간

알코올 소모량 (mL)	혈중 알코올 농도 (%=mg/dL)	신체와 행동에 대한 효과	제거 시간
16mL	0.03	감정의 변화	2
32mL	0.06	안정감과 편안함을 느낌	4
48mL	0.09	감정과 행동이 격앙되고 판단에 지장이 옴	6
64mL	0.12	움직임이 둔해지고 말하는데 지장이 옴	8
80mL	0.15	명백한 중독 상태가 됨	10

3 알코올이 인체에 미치는 영향

장기간의 음주는 여러 신체 부위에 영향을 미치는데 초기에는 가역적일 수 있으나

계속적인 음주를 하면 영구적인 장애를 남깁니다. 중추신경계에 대한 영향으로 일시적인 것으로는 폭음 후 일시적인 의식 상실, 숙면 장애가 있고 장기간 음주를 하면 손과 발에 말초신경병증, 소뇌 변화를 일으켜 안구진탕 및 운동 장애를 보입니다. 소화기계에 대한 영향으로 알코올은 식도와 위장에 자극을 주어 식도염이나 위염이 생기며, 심하면 위장관 출혈까지 발생합니다. 소장에서 비타민을 포함한 여러 영양소의 흡수를 방해하고 대장에서 설사를 일으키며, 간에서 지방분자의 축적을 통한 지방간을 일으키고 진행하면 알코올성 간염, 간경화 등을 일으킵니다.

조혈기계에 대한 영향으로 적혈구의 크기가 커져 평균 적혈구 용적이 증가하고 가벼운 빈혈을 일으킵니다. 심한 알코올 중독에서 백혈구의 수는 감소하고 과립 백혈구의 운동이나 혈관접착 능력을 감소시켜 정상적인 과민 반응을 약화시킵니다.

경도 및 중등도의 음주는 HDL의 증가로 심혈관계 질환의 위험을 낮추지만 과도한 장기간의 음주는 LDL이나 지질의 증가로 심혈관 질환의 위험을 높이는 것으로 알려져 있습니다. 음주량이 증가할수록 혈압이 상승되고 심장 근육에 독성을 일으켜 심근병증을 발생시키고 또한 골격근병증을 일으켜 근육통의 원인이 되기도 하며, 이외에도 발기불능, 고환위축, 월경불순 등의 성기능 장애도 발생합니다.

1 그램의 알코올은 7 칼로리의 열량을 가지고 있습니다. 대주가(大酒家)들은 뚱뚱한 사람이 많은데, 그 이유는 술이 가지고 있는 높은 칼로리 때문입니다. 소주는 알코올 성분이 25%이므로 소주 한 병(360 mL)의 열량은 360 × 0.25 × 7 = 630 칼로리입니다. 체내의 지방을 450 그램 늘리는 데는 약 3,500 칼로리가 필요하므로 어떤 사람이 현재의 식사 습관을 유지하면서 반주로 매일 소주 한 병을 마시게 되면 5~6일 후에는 450 그램 정도의 체중이 늘게 됩니다. 이를 방지하기 위해 630 칼로리 정도의 음식 칼로리를 줄이면 영양실조를 가져와 건강을 유지하기 어렵게 됩니다.

임산부에서의 과음은 태아 알코올 증후군을 일으키는데 소두증, 낮게 달린 귀, 안면기형, 성장과 발달지연, 심장 이상 등을 일으킵니다.

알코올이 건강에 미치는 영향 4가지를 기전에 따라 제시하면 다음과 같습니다.

① 알코올은 그 자체가 세포막을 쉽게 통과할 뿐만 아니라, 세포막 인지질과 작용하여 막기능에 영향을 주거나 세포내 신호전달체계의 주요 성분인 phospholipase C의 활성을 촉진하고 Ca++ 및 Cl- 통로에 영향을 줍니다. 뿐만 아니라 cAMP

라는 세포 신호 전달물질의 방출에 영향을 주기 때문에, 알코올은 신경 기능의 변조와 매우 깊은 관련을 가지고 있고, 이러한 알코올의 특성이 결과적으로 과음 후에 초래되는 실조현상의 요인이 됩니다.

② 아세트알데히드는 그 자체가 반응성이 높기 때문에 세포내 여러 단백질들과 쉽게 결합하여 표적 단백질의 기능을 저하시킴으로써 결과적으로 세포 독성을 초래하는 요인이 됩니다. 즉, 음주가 초래하는 여러 가지 병변의 직접적 원인으로는 이와 같은 아세트알데히드의 축적이 주요인으로 인정되고 있습니다. 특히, 아세트알데히드는 뇌 조직 내 신경 전도물질인 도파민 등과 결합하여 살솔리놀이라는 아편과 유사한 기능을 갖는 물질을 생성하여 알코올 중독의 한 요인으로 주목되기도 합니다.

③ 알코올이나 아세트알데히드를 처리하는 효소계의 이상은 유전적인 문제입니다. 즉, 알코올이나 아세트알데히드를 처리하는 산화 효소들이 선천적으로 미비된 경우에는 알코올이나 아세트알데히드의 혈중 농도가 지속적으로 높게 유지되기 때문에 이에 의한 독성 효과가 증폭될 수밖에 없습니다.

④ 알코올의 대사 과정에서 결과적으로 초래되는 세포내 산화환원계의 변동은 주로 알코올 산화에 이용되는 NAD라는 조효소의 산화환원 비율이 문제됩니다. 알코올의 대사에 의하여 NAD/NADH 비율이 감소되면 우선 세포내 피로 물질인 lactate함량이 증가되고, 대사성 산증이 초래되며, urate 분비가 저하되어 통풍이 악화되고, 지방산 산화가 억제되고 반면 지방합성이 촉진되어 결과적으로 지방간의 요인이 되며, 남성 호르몬 생합성이 억제되고 반면 여성 호르몬의 분해가 저해되어 여성화 현상과 성기능 감퇴가 일어납니다.

4 알코올 관련 정신 질환

심각한 정신 및 신체장애를 포함하여 음주와 관련된 행동상의 문제를 어디서부터 병적인 것으로 보아야 하는가에 대한 결정은 쉽지 않습니다. 그 이유는 알코올성 행동 장애들이 문제의 양적 연속선상에 놓여 있어서 어느 기준치를 정하기가 어렵기 때문이며, 다시 말해 사교적 음주와 병적 음주간의 경계가 모호하다는 의미도 됩니다. 이에 여기서는 임상적 양상을 중심으로 알코올과 관련된 몇몇 정신과적 질환에 대해 살펴보기로 합니다.

1) 알코올 사용 장애(alcohol use disorder)

알코올 사용 장애는 크게 알코올 의존과 알코올 남용으로 나누고 있습니다. 알코올 의존(dependence)은 계속해서 음주를 하여 알코올에 대한 내성이 있거나 음주를 중단했을 때 금단증상이 나타나는 경우입니다. 알코올에 대한 내성은 기대하는 음주 효과를 나타내기 위하여 필요한 알코올의 양이 현저히 증가하였거나 전과 같은 음주량으로는 현저히 줄어든 효과밖에 얻지 못하는 경우입니다. 알코올 금단증상은 며칠 이상 과음한 뒤 술을 끊었을 때 양손, 혀, 안검이 심하게 떨리며 구역과 구토, 전신무력감이나 피곤, 빈맥, 발한, 혈압 상승과 같은 자율신경계 항진증상, 불안, 우울한 기분이나 초조, 기립성 저혈압과 같은 증상 중의 한 가지 이상이 나타나는 경우를 말합니다. 알코올 남용(abuse)은 과도한 음주로 인하여 가정이나 사회에서 여러 가지 문제가 발생되지만 내성이나 금단증상이 나타나지 않는 것을 말합니다.

2) 알코올과 관련된 정신 장애(alcohol induced disorder)

급성 알코올 중독, 금단, 섬망, 치매, 망상, 환청, 정서 장애, 불안 장애, 성기능부전, 수면 장애 등이 해당됩니다.

급성 알코올 중독(acute alcohol intoxication)은 알코올 섭취 동안 또는 그 직후에 임상적으로 심각한 부 적응적 행동 변화나 심리적인 변화가 발생하고 이러한 변화에 의해 불분명한 말투, 운동조정 장애, 불안정한 보행, 안구진탕, 집중력 및 기억력 손상, 혼미, 혼수 등의 증세를 보이는 것을 말합니다.

알코올성 건망증후군은 장기간에 걸친 과음으로 이미 알코올 의존이 있으면서 최근 기억에 대한 장애가 심하게 오는 것이 특징입니다. 이에는 두 가지 장애가 있는데, 베

르니케 뇌증(Wernicke encephalopathy)은 과음으로 인한 심각한 신경학적 장애로 티아민(thiamine) 결핍이 원인이고 정신혼탁, 운동실조증, 근육병변, 안구운동 장애 등의 증상을 보이는 경우이고, 코르사코프 증후군(Korsakov's syndrome)은 기억 장애와 작화증(confabulation) 등 정신증상이 주된 경우입니다.

5 알코올 중독의 원인

현재까지 밝혀진 바에 의하면 여러 가지 원인이 다양하게 작용하여 발생되며 그중 유전적인 요인이 상당히 중요한 원인으로 알려져 있습니다. 그 외에도, 행동적인 요인, 환경적인 요인, 반사회적 인격 장애, 약물남용, 정동 장애 등의 여러 정신 질환에 기인하며, 특히 노인성 알코올 중독은 나이에 따른 상실감과 고립감이 중요한 원인으로 알려져 있습니다.

6 알코올 중독의 진단

현재 초기의 알코올 관련 문제를 갖고 있거나 알코올 중독 초기 상태에 있는 환자를 파악하기 위한 용도로 설문을 이용한 몇 가지 선별 검사가 개발되어 사용되었습니다. 지금까지 사용된 가장 유용한 도구가 CAGE와 국립서울정신병원에서 개발한 NAST 등이 있습니다. CAGE 설문지는 표 6-2와 같으며, 예 1점, 아니오 0점으로 하여 합산한 점수가 2점 이상인 경우에 알코올 중독이 있음을 시사한다. NAST(National Alcoholism Screeing Test)는 표 6-3과 같으며, 예 1점, 아니오 0점으로 하여 12문항을 합한 점수가 4점 이상인 경우 알코올 중독 가능성이 높습니다.

현재 알코올 중독에 대한 임상적 판단 기준은 미국정신의학회의 진단 편람 4(DSM-IV)를 사용하여 알코올 남용과 알코올 의존을 진단하고 있고, 이 외에도 혈중, 호기중, 요중 알코올 농도를 측정할 수도 있습니다.

표 6-2. CAGE 설문지

설문 내용	응 답
술을 끊어야 할 필요를 느낀적이 있습니까?	예( ) 아니오( )
술을 마시는 것에 대한 주위의 비난 때문에 괴로웠던 적이 있습니까?	예( ) 아니오( )
술을 마시는 것에 대해 죄의식을 느낀 적이 있습니까?	예( ) 아니오( )
아침에 해장술을 마신 적이 있습니까?	예( ) 아니오( )

표 6-3. NAST(National Alcoholism Screeing Test)

설문 내용	응 답
1. 자기 연민에 빠지며 술로 이를 해결하려 한다.	예( ) 아니오( )
2. 혼자 술 마시는 것을 좋아한다.	예( ) 아니오( )
3. 술 마신 다음날 해장술을 마신다.	예( ) 아니오( )
4. 취기가 오르면 술을 계속 마시고 싶은 생각이 지배적이다.	예( ) 아니오( )
5. 술을 마시고 싶은 충동이 일어나면 거의 참을 수 없다.	예( ) 아니오( )
6. 최근에 취중의 일을 기억하지 못하는 경우가 6개월에 2회 이상의 빈도로 있었다.	예( ) 아니오( )
7. 대인 관계나 사회 생활에 술이 해로웠다고 느낀다.	예( ) 아니오( )
8. 술로 인해 직업 기능에 상당한 손상이 있었다.	예( ) 아니오( )
9. 술로 인해 배우자(보호자)가 떠났거나 떠나겠다고 경고했다.	예( ) 아니오( )
10. 술이 깨면 진땀, 손떨림, 불안이나 좌절 혹은 불면을 경험한다.	예( ) 아니오( )
11. 술이 깨면서 공포(섬망)나 몸이 심하게 떨리는 것을 경험한다.	예( ) 아니오( )
12. 술로 인해 생긴 문제로 치료를 받은 적이 있다.	예( ) 아니오( )

7 건강음주 요령

① 알코올의 흡수 속도를 늦춘다.

술의 순수 성분인 에탄올은 25%는 위에서, 75%는 장에서 흡수되며, 에탄올이 흡수되는 속도가 곧 술에 취하는 속도입니다. 또한 에탄올은 거의 전부가 간에서 대사되는데, 1시간에 5~10 그램 정도의 일정한 속도로 분해됩니다. 따라서 술을 천천히 마시거나, 조금씩 마시는 것이 중요할 뿐만 아니라, 공복에 술을 마시지 말고 적당한 안주나 음식물과 함께 먹음으로써 흡수 속도를 늦추는 것이 매우 중요합니다.
우리는 일반적으로 알코올 도수가 높은 독한 술(소주)을 마신 후 약한 술(맥주)을 마시면 맥주가 모두 소주와 섞여 소주처럼 독해지기 때문에 더 취한다고들 합니다. 실제로 이렇게 섞어 마시는 경우 더 취하는 것을 경험하게 되는데, 이는 섞어 마셔서 그렇다기 보다는 소주를 먼저 마시고 맥주를 마시는 경우 소주에 의한 취기 때문에 음주 속도가 빨라지고 음주량이 많아지기 때문입니다.

② 폭음과 과음을 하지 않는다.
알코올이나 아세트알데히드가 조직 세포에서 바로 처리되지 못하고 남아 있을 때, 이들이 여러 가지 손상을 일으키게 되나, 알코올이나 아세트알데히드가 간 조직에서 대사적으로 처리될 수 있는 범주의 농도일 때는 큰 문제가 일어나지 않을 수도 있습니다. 오히려 소량(약 20~30 mL)의 알코올은 인체에 긍정적인 영향을 미치는 것으로 보고되고 있는데, 예를 들면, 심리적, 정신적인 측면에서 효과는 차치하고라도, 알코올은 우선 혈중 HDL 농도를 높여주고 LDL 농도를 낮추는 효과를 보이기 때문에, 동맥경화나 고혈압에 긍정적 측면도 있으며, 알코올 자체가 유해 산소 레디칼을 제거하는 측면도 있어, 그 유용성이 거론될 수 있지만 과음 후 3일 정도는 금주를 하고 1주일에 적어도 2일 정도는 금주하는 습관을 가지는 것이 좋습니다.

③ 알코올 대사를 촉진시켜 줄 수 있는 여러 가지 과일, 꿀 또는 콩나물국과 같은 해장국을 먹습니다. 전통 숙취해소 식품 중의 아스파라긴산이 세포내 NAD/NADH 비율을 개선함으로써 알코올 대사를 촉진하는 결과는 알코올이 초래하는 여러 가지 대사적 장애를 보편적으로 제거해 줄 수 있음이 규명되었습니다.

④ 추운 날씨에 만취 상태로 집 밖의 찬 곳에서 쓰러져 잠들지 않도록 한다.
술을 마시면 알코올이 말초혈관을 확장시켜 피부가 홍조를 띠게 되고 몸의 온기가 체외로 발산되기 쉽습니다. 따라서 술에 취한 채로, 추운 날씨에 집 밖의 찬 곳에서 쓰러져 잠이 들어 버리면 체온이 떨어져 동사할 위험이 있습니다.

⑤ 만취 상태로 귀가하였을 경우 몸에 특히 머리에 문제가 될 만한 상처가 없는지 가족이 잘 살펴봅니다.

⑥ 만취 상태로 쓰러져 토할 때는 고개를 한쪽 옆으로 돌려주고 입 속에서 토물을 제거하여 기도를 막거나 안으로 들어가지 않도록 주의해야 합니다.

⑦ 과음한 다음 날은 수분 섭취를 충분히 하고 평소보다 가볍게 식사를 하며 자극적인 음식은 피합니다.

제 7 장

담배는 백해무익(百害無益)인가?

역사적으로 1492년에 콜롬부스가 아메리카 신대륙을 발견한 후 66년 뒤 한 탐험가에 의해 담배 묘종이 멕시코에서 스페인으로 수입되어 담배가 유럽에 전파되었는데, 원래 아메리카의 인디언들은 의약용으로 사용하여 왔다고 합니다. 우리나라는 정확한 기록은 없으나 조선조 광해군 10년 임진왜란 때 일본에 의해 소개되었다는 설이 유력하며, 병자호란 때 비로소 담배 묘종이 중국으로부터 들어와 재배 및 보급되었다고도 합니다.

이후 1800년대 초 영국 정부가 세입을 올리기 위해 담배를 전매한 이후로, 담배 예찬론이 과장되게 선전되어 담배가 보편적인 사람들의 기호품으로 인식되게 되었습니다.

1956년 미국과 영국에서 담배가 폐암의 원인이 된다는 첫 학술보고가 있은 이후 담배의 해독성을 공인함으로써 선진국에서는 활발한 금연운동을 벌여 흡연율이 상당히 감소하고 있는 실정입니다.

우리나라의 경우 보건복지부 흡연실태조사 보고서에 따르면 2009년 43.1%, 2010

년 39.6%, 2011년 상반기 39%로 조사되어 조금씩 낮아지고 있으나, 아직은 OECD국가 평균인 28.4% 보다 높은 흡연율을 보이고 있습니다.

1 담배가 건강에 미치는 영향

담배연기 속의 대표적인 성분은 니코틴, 일산화탄소 및 타르입니다. 니코틴은 담배의 대명사처럼 널리 알려져 있으며, 약품 분류상 극약으로서 한 사람을 사망에 이르게 하는 치사량은 체중 1 kg당 1 mg입니다. 니코틴의 작용은 혈관을 좁게하여 혈압과 맥박을 올리고 영양소와 산소의 공급을 제한합니다. 일산화탄소는 피 속에서 신체 각 부분에 산소의 운반을 못하게 합니다. 저농도의 일산화탄소에 장기간 노출되면 콜레스테롤이 동맥벽에 붙는 것을 촉진시키고 혈소판이 붙는 것을 항진시켜 혈관 내에서까지 핏덩어리를 만듭니다. 이와 같은 성질 때문에 흡연자는 협심증이나 심근경색, 뇌혈관 질환의 이환율이 높아지고, 손발이 저리다고 불편함을 말하는 말초혈관 질환이 조기에 옵니다. 타르 속에는 각종 암을 일으키는 물질이 다량 포함되어 있고, 담배연기에는 4,000여 가지의 화학물질이 있는데, 암을 일으킨다고 알려진 발암 물질이 43 가지나 됩니다.

1) 암

흡연은 많은 부위에서의 암의 원인으로 밝혀지고 있으며 모든 암의 30%가 담배 때문에 생깁니다. 담배연기와 직접 접촉되는 기관들-구강, 식도, 폐, 그리고 기관지-의 암의 90% 정도가 흡연 때문에 생기며, 담배연기와 접촉하지 않는 인체 장기 중 자궁경부, 췌장, 방광, 신장, 위장, 조혈조직의 암 발생률은 비흡연자에 비해서 1.5~3배 정도 높습니다. 신체의 모든 부위에서 암의 위험은 담배연기에 노출 정도에 비례해서 증가합니다(표 7-1).

표 7-1. 흡연에 의한 암사망 위험도(금연자의 위험도 = 1)

암의 종류	성 별	흡연자의 비교 위험도		흡연에 의한 빈도 (%)
		현재 흡연자	과거 흡연자	
폐암	남	22.4	9.4	90
	여	11.9	4.7	79
후두암	남	10.5	5.2	81
	여	17.8	11.9	87
구강암	남	27.5	8.8	92
	여	5.6	2.9	61
식도암	남	7.6	5.8	78
	여	10.3	3.2	75
췌장암	남	2.1	1.1	29
	여	2.3	1.8	34
방광암	남	2.9	1.9	47
	여	2.3	1.9	37
신장암	남	3.0	2.0	48
	여	1.4	1.2	12
위암	남	1.5	?	17
	여	1.5	?	25
백혈구암	남	2.0	?	20
	여	2.0	?	20
자궁경부암	남 여	2.1	1.9	31
자궁내막암	남 여	0.7	1.0	–

(1) 폐암

남자 폐암의 90%와 여자 폐암의 79%가 흡연과 직접적으로 연관이 있는 것으로 알려져 있으며, 최근의 코호트 연구에서 보면 폐암의 위험도 증가 정도는 남자 흡연자에서 22배, 여자 흡연자에서 12배 정도입니다. 폐암의 발생 위험도는 하루의 흡연량과 흡연 기간, 흡입 정도에 직접적으로 비례하는데, 하루에 40개피 이상의 흡연자는 20개피 이하의 흡연자보다 폐암의 위험도가 2배 정도 높고, 15세 이전에 흡연을 시작한 사람은 25세 이후에 흡연을 시작한 사람보다 폐암 위험도가 4배 높습니다. 흡연은 모든 종류의 폐암의 위험도를 모두 증가시키며, 비흡연가와 비교하면 남성 흡연자에서는 편평세포암이 많이 증가하고, 여성 흡연자에서는 소세포암이 많이 증가합니다. 금연시 폐암의 위험도는 흡연가에 비해서 20~90% 정도 줄어들지만 비흡연가들에 비해서는 10~80% 높습니다.

(2) 후두암

담배연기와 가스에 직접적으로 노출되어 접촉성 발암 기전으로 후두암이 발생하는데, 비흡연자에 비해 흡연 남성에서 10배 높고 흡연 여성에서는 18배 높습니다. 타르가 많고 필터 없는 담배를 피우는 경우가 비흡연가나 필터 담배를 피우는 사람들보다 훨씬 높습니다. 금연 3~4년 후 금연의 기간이 증가할수록 위험도는 감소하고 흡연기간, 처음 흡연시작 나이, 흡입 정도, 흡연 종류가 위험률의 감소 정도에 영향을 미칩니다. 흡연과 음주가 같이 관련된 경우 각각의 단독 효과보다 후두암 발생 위험에 상승 작용을 나타냅니다. 알코올은 발암물질의 용매 역할을 하거나 간에서 대사되어 발암 작용을 높입니다.

(3) 구강암

남성에서 구강암의 92%, 여성에서 61%가 흡연과 직접 관계가 있습니다. 흡연 남성에서 구강암의 위험이 27배, 흡연 여성에서는 6배 증가하였으며 모든 흡연자(파이프, 시가, 시가렛)에서 동일합니다. 강한 용량-반응 관계를 보이며 금연 후 3~5년 내에 구강암의 위험은 50%로 감소하고 15년 후에는 비흡연가와 비슷해집니다. 음주 흡연자는 비음주 흡연자나 비흡연 음주자에 비해 구강암의 위험이 50~100% 높아서 음주가 구강암 발생에 상승 작용을 합니다.

(4) 식도암

식도암의 80%가 흡연에 의해서 생기는 것으로 밝혀져 있으며, 일반적으로 흡연자가 비흡연자에 비해 8~10배 높습니다. 식도가 흡인된 담배연기와 직접적으로 접촉하지는 않지만 구강과 인두점막에 침착된 물질이 삼켜지고 폐에서 배출된 점액을 접촉하여 접촉성 발암 기전으로 식도암이 생기는 것으로 알려져 있습니다. 금연 후 식도암의 위험이 급격히 감소하나 15년 후에야 비로소 비흡연가 수준에 도달합니다. 흡연과 함께 음주할 경우 25~50% 위험이 증가합니다.

(5) 방광암 및 신장암(2-naphthylamine)

남자의 방광암과 신장암의 50% 정도가 흡연에 의한 것이며, 여성에서는 흡연의 영향이 방광암 사망의 37%, 신장암 사망의 12%로 남자보다는 낮습니다. 방광암과 신장암에 대한 위험도는 남녀 모두에서 흡연자가 비흡연자보다 2~3배 높습니다. 금연 시 흡연자에 비하여 50% 가량 위험도가 낮아지지만, 15년 후에도 비흡연자보다 높은 위험도를 보여 다른 부위에 대한 금연의 효과와 비교가 됩니다.

(6) 췌장암

췌장암의 30%가 흡연에 의해서 생기고 위험도 증가는 2배 정도이며, 하루 40개피를 피우는 흡연자는 비흡연가에 비해 5배가량 위험도가 증가합니다. 금연하면 위험도가 낮아지며 금연 10~15년이 지나면 위험도는 비흡연가와 비슷해집니다.

(7) 위암

20%의 위암이 흡연에 위한 것이라고 하며, 흡연자의 경우 비흡연자에 비하여 평균 50%의 위험도 증가가 있습니다. 용량-반응 관계에 있고 금연하면 위험은 줄어듭니다.

(8) 간암

흡연자들은 비흡연자나 과거 흡연자보다도 위험도가 높고, B형간염의 감염이 흡연으로 인한 간암 발생에 영향을 줍니다.

(9) 자궁경부암

흡연이 자궁경부암의 약 30%의 원인이 되며, 흡연자의 경우 비흡연자에 비해 자궁경부암의 발생률이 약 2배가 높고, 40년 이상 흡연 여성이나 하루 20개피 이상의 흡연 여성의 경우 자궁경부암의 위험도가 증가합니다. 금연의 효과는 즉각적이며 과거 흡연자는 자궁경부암의 위험도 증가가 없어집니다. 자궁경부 점액에서 발암성의 흡연 성분을 발견할 수 있어 발암 물질이 흡연에 의해 흡수되어 순환기를 경유해 자궁경부 상피세포에서 분비되고 유두종 바이러스 같은 발암 물질에 의해 영향을 받은 세포에 촉진제나 발암 보조제로 작용합니다.

(10) 조혈계암

백혈병의 20~30%가 흡연에 의해 생긴다고 하며 흡연자에서는 비흡연자에 비해 림프구성 백혈병이 2배, 골수성 백혈병이 3배 많이 발생합니다. 담배는 백혈병의 원인으로 알려진 벤젠과 이온화된 방사선을 포함하고 있습니다.

2) 심혈관계 질환

흡연은 뇌혈관 질환, 관상동맥 질환, 복부 대동맥류, 말초혈관 질환과 같은 죽상경화 질환의 주요 위험 인자입니다. 흡연이 심혈관 질환의 유병률과 사망률을 높이고, 금연이 심혈관 질환의 유병률과 사망률을 감소시키는 것은 명백합니다. 하루에 한갑 이상 담배를 피운 평균 40~59세의 남성에서는 관상동맥 질환의 비교 위험도는 2.5이며 위험도는 흡연량에 비례해서 증가합니다.

3) 만성 폐쇄성 폐질환(COPD : Chronic Obstructive Pulmonary Disease)

만성 폐쇄성 폐질환으로 인한 사망의 81.5%가 흡연에 의해 생기고, 연령에 따른 사망률은 비흡연자보다 약 10배 가량 높습니다.

4) 간접 흡연

담배연기는 흡연자가 들이마신 후 내뿜는 연기인 주류연과 담배를 흡입하는 사이 담배 끝에서 나오는 부류연으로 구성되며, 간접 흡연의 85%가 되는 부류연에 일산화탄소 농도가 2.5배 높고 연기 입자가 작아서 폐의 깊숙한 부분에 침착됩니다. 간접 흡연은 공간의 크기, 환기, 온도, 습도, 피우는 담배의 종류와 양, 휘발성 등의 요인들에 영향을 받습니다. 담배연기에 민감한 사람 중 67%가 안구 자극증상을 나타내고, 그 외에도 코증상, 두통, 기침 등이 있습니다.

흡연 대사물인 니코틴이 간접 흡연에 노출된 유아의 타액과 요에서 검출되며, 아이들이 어릴수록 어머니가 흡연할수록 더 강한 영향을 받습니다.

5) 여성 흡연

여성 흡연은 여성 특유의 임신 및 육아와 관련된 것입니다. 임신 중에 흡연을 하면 임신 합병증인 출혈, 태반조기박리, 전치태반, 자연유산, 양막조기파열 등의 빈도가 높으며, 흡연 산모에서 태어난 아기는 체중이 평균 300 그램 정도 적으며 유문협착, 탈장, 선천성 심장병 등의 선천기형이 많이 생깁니다. 또한 미네소타대학 연구팀은 미국화학학회 연례회의에서 '임신 중에도 담배를 피운 여성이 낳은 신생아 소변에서 NNK의 부산물을 발견했다'고 밝혔습니다. NNK(니코틴 유도 니트로사미노케톤)는 담배에서 발견되는 강력한 암유발 물질로 연구팀은 임신 중 흡연한 여성 31명과 그렇지 않은 임산부 17명의 신생아로부터 생후 첫 소변을 검사한 결과, 흡연 임산부가 낳은 신생아 22명에게서만 NNK 부산물이 검출됐습니다. 어머니가 흡연을 하게 되면 모유의 양이 적게 나올 뿐만 아니라 모유의 질도 떨어집니다.

2 니코틴 중독

니코틴은 15세기 스페인 주재 불란서대사 짠 니코의 이름에서 명명되었으며, 아편과 거의 같은 수준의 습관성 중독을 유발하여, 약학적으로 아편으로 분류됩니다. 담배를 피우기 시작하면 매 30~40분에 한 대씩 피워야만 하는 이유가 바로 니코틴 때문입니다. 니코틴은 가지과 식물인 담배에 함유되어 있는 알칼로이드의 하나로 상품화된 담배 1개피는 보통 10~20 mg, 필터 담배는 1~2 mg의 니코틴이 연기로 흡입됩니다. 적은 양의 니코틴은 쾌감을 얻을 수 있고, 각성 효과가 있어 글을 쓰거나 작업을 할 때 일시적으로 창의력을 향상시키며, 흥분되었을 때 일시적인 진정 작용이 있지만, 많은 양의 니코틴은 환각 상태까지 이르게 될 수도 있습니다. 니코틴은 폐에서 빨리 흡수되므로 연기 흡입 후 19초 이내에 뇌에까지 도달하게 되고 동맥혈액과 뇌에서 급격히 상승했다가 20~30분에 걸쳐 감소하게 되며, 흡입된 니코틴이 체외로 완전히 배출되는 데는 약 3일이 소요됩니다.

니코틴에 반복적으로 노출되면 뇌에서 니코틴 수용체가 늘어나고 내성이 생기게 됩니다. 아침에 흡연을 하면 내성이 생겨 금단증상이나 각성을 느끼는 역치는 증가합니다. 쾌감/각성은 아침 첫 담배에서 가장 크고, 흡연을 함에 따라 감소하여 저녁이 되면 흡연으로 인한 쾌감/각성은 거의 없고 금단증상을 막기 위해서 흡연하게 되는 1일 변화를 겪게 됩니다. 하루 중 첫 담배는 약리 효과와 각성 효과도 크지만 내성도 생기게 합니다. 흡연자가 약리 효과가 감소되는 것을 느끼면 두 번째 담배를 피우게 되고 피우는 개피수가 많아지면서 내성이 점차 증가해서 담배개피의 약리적 환각 작용은 감소하게 됩니다. 이러한 내성 때문에 흡연자는 원하는 정도의 약리 작용을 얻고 금단증상을 줄일 수 있는 자신만의 일정한 1일 흡연량을 가지게 됩니다. 담배를 계속 피우는 이유는 니코틴에 대한 의존성 때문인데, 금연으로 인해 체내에 니코틴이 없어지면 여러 가지 금단증상(불안, 초조, 손이 떨리고, 정신집중이 안되며, 땀이 나는 증상 등)이 나타나 고통스럽기 때문에 그것을 면하려고 합니다. 금단증상은 24~48시간에 가장 심하고 2주 동안 서서히 감소합니다. 그러나 2주 후에서 수년까지도 스트레스를 받는 상황이 되면 담배를 피우고 싶은 심리적 의존성 때문에 계속 담배를 피우게 됩니다.

담배 의존은 지속적으로 흡연을 반복하는 상태로서 이로 인한 정신적 고통이 따르거나 혹은 관련된 신체적 질환이 있음에도 불구하고 담배에 의존되어 흡연을 중단하지 못하는 경우를 말하는 데, 자가 진단할 수 있습니다(표 7-2).

표 7-2. Fagerstrom의 니코틴 의존성 진단표

질문	응답	점수
아침에 일어나, 언제 첫담배를 피우십니까?	일어난 지 30분 후 일어난 지 30분 이내	(0점) (1점)
하루 평균 흡연량은?	1~15개비 16~24개비 25개비 이상	(0점) (1점) (2점)
어느 담배가 더 맛있습니까?	기상 후 처음으로 피우는 담배 이외 기상 후 처음으로 피우는 담배	(0점) (1점)
자신이 피운 담배의 연기를 깊이 들이마십니까?	전혀 마시지 않는다 때때로 마신다 항상 마신다	(0점) (1점) (2점)
아파서 누웠을 때도 담배를 피웁니까?	피우지 않는다 피운다	(0점) (1점)
하루 중 언제 담배를 많이 피웁니까?	오후 오전	(0점) (1점)
어떤 종류의 담배를 좋아하십니까?	순한 담배 보통 독한 담배	(0점) (1점) (2점)
금연 장소에서 담배를 피우고 싶어질 때는?	참는다 참기 어렵다	(0점) (1점)

평가법 : 자신이 체크한 수치가 7점 이상이면 담배 중독이라 볼 수 있다.

3 금연 방법

"술"은 끊겠는데 "담배"를 끊기는 어렵다는 사람을 흔히 보게 됩니다. 이는 담배로 인한 중독이 알코올 중독보다 더 심하기 때문인데, 실제 흡연을 하고 있는 많은 사람들이 담배를 끊으려는 생각을 하고, 실제로 끊으려고 노력하고 있지만, 금연에 성공하는 사람보다 실패하는 사람이 더 많습니다. 그러면 어떻게 하여야 성공적으로 담배

를 끊을 수 있을까요? 니코틴이 중독을 일으킬 수 있고 담배 의존성이 있기는 하나 담배 자체가 마약은 아닙니다. 그 이유로서는 흡연은 몇 십 년을 피웠더라도 하루의 양이 증가하지 않는 경우가 대부분이며, 흡연자가 병으로 입원했을 때 니코틴을 정맥주사로 혹은 정제로 본인은 모르게 지속적으로 혈중 농도를 유지시켜 주어도 입술 욕구의 갈망과 정신적 긴장 해소를 목적으로 하루의 흡연량은 같았다고 합니다.

그러므로 흡연은 고쳐야 할 잘못된 습관이며, 금연에 있어서 가장 중요한 것은 금연을 해야겠다는 의지력과 결단입니다.

① 담배를 끊어야겠다는 생각을 가지는 것이 중요하며, 담배는 기호품이 아니라 해로운 약물이라는 사실을 깨닫는 것이 필요합니다. 즉, 담배는 자신의 건강을 파괴하고 경제적 손해를 입힐 뿐만 아니라, 가족의 건강을 해칩니다. 담배를 피우는 남편을 가진 아내는 폐암, 심장병에 걸릴 확률이 30% 증가하며, 담배를 피우는 아버지를 가진 아이는 감기에 걸릴 확률이 3배나 증가하고 합병증으로 입원할 확률이 2~3배 증가합니다. 또한 폐기능이 떨어지고 천식도 악화된다는 연구결과가 있습니다.

② 담배를 끊을 수 있는 기회를 잘 이용하세요. 본인이 기관지염, 십이지장궤양, 고혈압에 걸렸거나 아이가 감기가 걸렸을 때를 이용하는 것이 좋습니다.

③ 결심을 굳게 하고 금연 일을 정하세요. 금연일은 결심 후 대개 7~10일 후로 잡는 것이 좋으며, 시험이나 스트레스가 많은 때는 피하는 것이 좋습니다.

④ 담배를 끊는다는 사실을 여러 사람에게 공포하세요. 특히 가족의 도움은 필수적인데, 금연에 실패하면 창피할까 봐 주위에 말을 안 하는 경우가 있는데 이는 잘못입니다. 한 번에 담배를 끊는 사람은 매우 드물다는 사실을 인식하세요.

⑤ 금연을 위한 환경 조성도 필요합니다. 담배, 재떨이, 라이터 등을 아예 버리도록 하고, 금연 후 2~3주간은 회식과 같은 담배를 피울 가능성이 큰 상황은 피하도록 합니다.

⑥ 금단증상에 대응하는 방법을 알아야 합니다. 금단증상은 담배를 끊은 후 나타나는 불안, 초조, 집중력 장해, 불면 등의 증상으로 중독 정도와 비례하여 심한데, 금연 후 3~4일에 가장 심해지고 2~3주 후면 없어집니다. 가장 좋은 방법은 신선한 공기를 마시거나 운동을 하고, 은단 씹기, 무가당 껌 씹기, 찬물 마시기,

양치질 등도 도움이 되며, 칼로리 많은 음식은 비만을 예방하기 위해 피해야 합니다.

⑦ 약물 사용으로 도움을 받을 수도 있습니다. 니코틴 패취, 니코틴 껌은 적은 양의 니코틴을 공급해 주어 금단증상을 완화시키는 기능을 하지만 과신은 금물인데 이는 약간 도와주는 기능을 할 뿐이고 심장 질환, 임신 등 사용해서는 안 되는 경우도 있으므로 의사의 도움을 받아 사용하는 것이 좋습니다.

제 8 장

약물 오 · 남용

1 약물 오 · 남용이란?

의학적, 사회적 통념에 맞지 않게 약물을 지속적 또는 산발적으로 과용하는 것과 약물을 정상적으로 사용하지 않는 것을 약물 남용이라고 합니다.

약물오용은 약물이 사용되는 방식이나 사용량이 치료라는 소기의 효과를 가져오는 데 필요한 것보다 더 많이 사용되는 경우를 말합니다.

약물남용은 '향정신성 약물의 비의학적 사용'이라고 정의할 수 있는데, 이것은 미국 정신과협회와 국립정신보건협회의 '한정된 물질의 불법적, 비의학적 사용'을 발전시킨 개념입니다.

약물남용에는 알코올을 사용하는 것에서부터 아편 유사약물을 강박적으로 사용하는 것에 이르기까지 모든 행동이 포함됩니다.

신기한 효과 때문에, 동료집단의 기대에 부응하기 위해 실험적으로 약물을 사용한 경우와 즐거움을 얻기 위하여 적당량의 약물을 상용하거나 오락용으로 사용하는 경우도 포함되며 혹은 학생이나 트럭운전사가 식욕을 억제하기 위해 암페타민(amphetamine)을 먹는 때처럼 특정 상황에서 도움을 주기 때문에 상황적으로 약물을 사용하는 경우도 포함됩니다.

결론적으로 약물남용이란 감정, 인식, 행동에 인위적인 변화를 일으키고자 향정신성 약물을 비의학적으로, 그리고 불법적으로 사용하는 것을 말합니다.

현대적 의미를 갖는 약물 남용 행위는 1960년대에 미국에서 시작되었으며, 그들 젊은이들에 의해서 전 세계에 퍼졌으나, 미국의 경우 국가적 차원에서 장기간 약물 남용에 대한 실태조사를 하고 이에 대처해 온 결과 1986년을 기점으로 청소년 흡연과 음주를 제외한 약물사용이 점차 감소하는 경향을 나타내고 있습니다.

우리나라의 경우 가장 먼저 유입되어 남용된 약물은 아편으로 해방 이후 아편계 약물의 남용이 늘어났습니다. 1960년대 들어 정부의 강력한 단속으로 마약중독자가 감소하였으나, 월남 파병으로 군인과 군속들에 의해 월남산 생아편이 대량으로 유입되기 시작하였고, 부상자의 몰핀계 약물 남용이 급증하였으며, 또 밀수업자와 외항선원들에 의해 아편이 다량 밀수되어 사회문제가 되었습니다. 주한 미군이 주둔한 기지촌 중심으로 마리화나가 젊은 층에 확산되어 1975년 대학생, 연예인의 대마초 파동이 초래되었습니다.

1950년대부터 히로뽕(메스암페타민)이 유입되기 시작하였고 1970년대 이후로 히로뽕의 국내유통과 남용이 확산되었습니다. 1986년 아시안 게임과 1988년 올림픽을 통해 코카인, 헤로인, LSD 등의 서구형 마약이 유입되어 확산되기 시작하였습니다. 청소년층을 중심으로 한 본드, 부탄가스, 신나 등의 흡입제의 남용이 확산되어 큰 사회문제로 부각되었습니다.

1990년대에 들어오면서 국내에서 거의 남용되지 않았던 서구형 마약(코카인, LSD, 헤로인 등)이 부유층, 연예인 등을 중심으로 확산되었습니다. 또한 최근 청소년층에서는 흡연, 음주, 본드나 부탄가스 흡입, 그리고 일반약물(러미라 등)의 남용이 나타나고 있으며 코카인과 LSD가 더해진 복합약물의 남용도 예측되고 있습니다.

마약류란 세계보건 기구(WHO)의 정의에 따르면

① 한번 사용하기 시작하면 자꾸 사용하고 싶은 충동을 느끼고(의존성)

② 사용할 때마다 늘리지 않으면 효과가 없으며(내성)

③ 사용을 중지하면 온 몸에 견디기 힘든 이상을 일으키며(금단증상)

④ 개인에게 한정되지 않고 사회에도 해를 끼치는 물질을 말한다.

약물오용이란 의도적인 것은 아니지만 적절한 용도로 사용하지 못하고 잘못 사용하여 피해를 보게 되는 것을 말하는데, 예를 들면 소화 불량을 치료하기 위하여 항생제를 사용하여 오히려 증상을 악화시키는 경우가 그 예입니다. 다시 말해 치료를 목적으로 합법적인 약물을 부적절하게 사용한 경우가 여기에 해당됩니다.

약물남용은 의도적으로 약물을 다른 목적을 위해 사용하는 것인데, 원래 약물이란 한 가지 이상의 효과를 가지고 있어서 원래의 치료적 목적을 달성하더라도 부작용이 많이 존재하고 있습니다. 원래의 목적이 아니라 부작용을 경험하기 위하여 일부러 사용하는 경우가 바로 약물남용입니다.

예를 들면, 접착제인 본드나 연료인 부탄가스, 감기약인 러미라 등을 원래의 목적을 위해 사용하는 것이 아니라 일시적으로 기분을 좋게 하기 위하여 사용하는 경우들을 말합니다. 이런 경우 약물에 대한 내성이 생겨 점차 약물의 양을 늘려가게 되고 나중에는 이를 끊지 못하고 지속적으로 사용하게 되는 의존의 상태에 빠지게 됩니다.

약물의존이란 말 그대로 약물의 노예가 되어 약물이 없이는 지내기가 불편하고 괴로운 상황이 되어 계속 약물을 찾게 되는 상태를 말합니다.

중독이란 약물이 신체 내에 과도하게 존재하여 여러 가지 부작용을 나타내는 상태로 가벼운 오심이나 구토, 두통, 복통에서부터 들뜬 기분, 혼동, 착각, 환각 등의 정신병적 상태를 나타내거나 혼수상태와 사망에까지 이르는 상태를 말합니다.

표 8-1. 약물사용, 약물오용, 약물남용의 효과

	약물사용	약물오용	약물남용
치료적 기능	있음	없음	없음
약물 의존성	없음	있음	매우 큼
신체적 장애	극히 적음	있음	매우 큼
사회적 기능 장애	없음	있음	매우 큼

2 청소년유해약물

청소년유해약물은 술, 담배, 마약류관리에 관한 법률의 규정에 의한 마약류, 유해화학물질관리법의 규정에 의한 환각물질, 기타 중추신경에 작용하여 습관성, 중독성, 내성 등을 유발하여 인체에 유해작용을 미칠 수 있는 약물 등 청소년의 사용을 제한하지 않으며 청소년의 심신을 심각하게 훼손할 우려가 있는 약물로서 대통령령이 정하는 기준에 따라 청소년보호 위원회가 결정하여 고시한 것을 말합니다.

- 종전 마약법, 향정신성의약품관리법 및 대마관리법을 통합하여 마약류관리에 관한 법률로 통합 제정 · 시행(2000. 7. 1.)

청소년유해약물 종류

- 술 · 담배
- 마약류
- 환각물질
- 청소년보호위원회 고시약물(현재 미고시)

※ 마약류(대마, 마약, 향정신성의약품)는 청소년보호법상의 형사처벌이 배제되고 마약류 관리에 관한법률(2000. 7. 1. 시행)에 의해 처벌됨

3 청소년 유해약물의 규제내용

표 8-2. 청소년 고용금지업소 규제내용

대상	행위자	위반행위	위반시 형사처벌	과징금(타법령에 의한 행정처분의 대상이 아닌 경우)
청소년 출입금지 위반	누구든지	제26조제1항의 규정에 위반하여 청소년에게 술이나 담배를 판매한 자 ※ 제26조 제1항 : 누구든지 청소년을 대상으로하여 청소년유해약물 등(학습용 또는 공업용으로 판매되는 것으로서 대통령령이 정하는 것은제외한다)을 판매 · 대여 · 배포(자동기계장치 · 무인판매장치 · 통신장치에 의한 경우를 포함한다) 하여서는 아니된다. - 학습용 또는 공업용이라 함은 청소년의 친권자, 후견인, 교사, 직장의 감독자 기타 당해 청소년을 보호 · 감독할 만한 실질적인 지위에 있는 자가 학습용 또는 공업용으로 사용할 것을 전화 등을 통하여 확인한 청소년유해약물 등을 말한다(영 제20조제2항).	2년 이하 징역 또는 1천만원 이하 벌금 (법 제51조 제8호)	판매횟수마다 100만원
청소년 고용금지 위반	누구든지	제26조 제1항의 규정에 위반하여 청소년에게 제2조 제4호 가목 (6) 또는 (7)의 약물을 판매 · 대여 · 배포한 자 ※ 제2조제4호가목(6) · (7) : - 가곡(6) : 유해화학물질관리법상의 환각물질 - 가목(7) : 청소년보호위원회 고시약물	3년 이하 징역 또는 2천만원 이하 벌금 (법 제50조 제3호)	100만원
청소년 유해표시 불이행	제조 · 수입한자	제26조제4항의 규정에 위반하여 청소년유해약물 등의 청소년유해표시를 하지 아니한 자 ※ 제26조 제4항 : 제14조 내지 제16조의 규정은 청소년유해약물 등에 이를 준용한다. ※ 제14조제1항 : 청소년유해매체물에 대해서는 청소년에게 유해한 매체물임을 나타내는 표시를 하여야 한다. - 술 : 19세 미만 청소년에게 판매금지 - 담배 : 19세 미만 청소년에게 판매할 수 없습니다. - 부탄가스 : 본제품은 흡입시 심신장애 등 심각한 피해를 가져옵니다. 이를 흡입한 자는 관계법령에 의하여 처벌을 받으며, 특히 19세 미만의 청소년에게 판매한 경우에는 3년 이하 징역 또는 2천만원 이하의 벌금형에 처해집니다. - 기타환각물질 : 19세미만 청소년에게 판매할 수 없습니다. - 청소년보호위원회가 고시한 약물 : 19세 미만 청소년에게 판매할 수 없습니다.	2년 이하 징역 또는 1천 만원 이하 벌금 (법 제51조 제1호)	시정명령대상 (표시명령, 표시방법 변경명령)

제 9 장

기본적인 응급처치

응급처치는 어떤 손상이나 질병이 생긴 환자에게 구급차나 의료진이 도착하기 전에 처음 도움을 주거나 처치를 하는 것을 말하는 것으로, 응급처치의 목표는 생명을 보존하고, 현상을 유지하여 부작용을 억제하며, 회복을 돕는 것입니다.

1 응급 상황을 처음 발견한 사람(일차 구조자)의 역할

구조대가 현장에 가서 응급처치를 성공적으로 수행할 수 있도록 사고 주변을 안전하게 관리하는 것은 환자의 생명 유지와 후유증 방지를 위한 응급처치와 전문치료 만큼이나 매우 중요한 일입니다. 응급 상황에서는 동시에 많은 일을 하여야 하나 일차 구조자는 구조 중에 중요하지 않은 일에 시간을 낭비할 수 있으므로 응급조치의 중요 단계인 상황파악, 안전관리, 응급처치, 구조요청을 기억하고 침착하게 조치를 하여야 합니다.

1) 상황파악

침착하고 신속하게 상황을 파악하고 대처하며, 먼저 구조자 자신과 피해자에게 위험이 계속되는지 파악하고 주위에 활용 가능한 장비와 필요한 구조장비를 파악합니다. 상황파악 시 구조자 자신도 위험에 처하지 않도록 주의해야 합니다.

2) 사고 현장의 안전관리

피해자를 위험으로부터 보호하거나 피신시키며, 현장이 계속 위험하면 구조자 자신의 안전도 먼저 생각해야 합니다. 전원스위치를 내리는 등 간단한 조작으로 현장 안전이 유지되는 경우도 있지만 복잡한 조작이 필요한 경우도 있습니다. 필요 없는 일을 해서 구조자 자신과 피해자를 더 큰 위험에 처하게 해서는 안 되며, 일차 구조자가 모든 일을 처리하려는 생각은 금기입니다.

3) 응급처치

현장의 안전을 확보한 후 환자를 평가합니다. 환자가 많으면 각 환자의 부상을 평가하여 우선순위를 결정하는데, 환자를 평가할 때는 의식, 호흡, 맥박 유무를 참조합니다.

4) 구조요청

구조요청을 위한 전화번호는 119(소방대 구조본부), 129(응급의료정보센터), 112(경찰 ; 교통통제 등의 필요한 조치를 위해서 신고) 등이 있습니다. 전화신고를 할 때는 반드시 다음 사항을 포함하여야 합니다.

첫째, 신고자의 현재 전화번호

둘째, 정확한 사고위치(주변도로의 이름과 주변의 큰 건물 등)
셋째, 사고의 종류와 심각성
넷째, 부상자의 숫자, 성, 추정되는 연령, 기타 목격된 상황
다섯째, 주변 환경에 따라 예측되는 위험성 등입니다.

2 소생술

우리 몸의 모든 기능을 조절하는 뇌에는 항상 산소 공급이 되어야 합니다. 만약 3~4분 이상 산소 공급이 중단되면 뇌기능이 손상되기 시작하여 의식이 없어지고, 호흡과 맥박이 중단되어 사망하게 됩니다. 생존의 기본 조건인 산소가 뇌에 도달하기 위해서는 다음 3가지가 필수적입니다.

첫째, 몸으로 산소가 들어가기 위해서 기도가 개방되어야 합니다.
둘째, 산소가 폐의 혈류에 녹아 들어가기 위해 호흡이 유지되어야 합니다.
셋째, 산소를 뇌 등의 우리 몸의 모든 부위에 보내기 위하여 혈류순환이 되어야 합니다.

1) 소생술 원칙

(1) 기도개방(Airway)

환자의 머리를 뒤로 젖히고 턱을 위로 치켜들면 기도가 열립니다. 뒤로 머리를 젖히면 혀가 앞으로 나오게 되므로 혀가 뒤로 말려서 기도를 막는 일이 방지됩니다.

(2) 호흡(Breathing)

환자의 자발호흡이 없으면 인공호흡으로 호흡을 시켜야 하는데, 구조자가 힘차게 숨을 내쉬면서 환자의 폐로 공기를 불어 넣어 줍니다.

(3) 심장마사지(Circulation)

맥박을 확인(경동맥, 소아는 상완동맥)하여 심장이 정지되었으면 가슴을 눌러 짜주어서 혈액순환이 되도록 해준다. 그러나 심장마사지를 할 때는 혈액내 산소 공급을 위해서 반드시 인공호흡을 함께 시행하여 준다. 심폐소생술은 시술자가 혼자일 때는 흉부압박 30회에 인공호흡 2회를 반복하며, 두 사람일 경우는 한 사람이 인공호흡을 하면 다른 사람이 흉부압박을 하는 방법을 사용합니다.

2) 인공호흡

내쉬는 숨에도 16%의 산소가 들어 있기 때문에 환자의 폐에 넣어주는 인공호흡을 사용할 수 있습니다. 인공호흡법은 환자의 상태에 따라 결정하며 분당 10회 인공호흡을 목표로 시행합니다.

(1) 구강대 구강 인공호흡법

첫째, 환자가 똑바로 누워 있는 상태에서 구강내 이물질을 제거합니다.

둘째, 머리를 뒤로 젖히고 턱을 들어올려서 숨길을 유지합니다.

셋째, 구조자의 엄지와 검지로 환자의 코를 꽉 막고, 숨을 크게 들이마신 후 환자의 입에 구조자의 입을 빈틈이 없도록 밀착시킵니다.

넷째, 환자의 가슴이 올라올 정도로 힘차게 숨을 내쉬고 환자의 가슴이 올라온 상태로 약 2초간 유지합니다.

다섯째, 구조자의 입을 떼고 환자의 가슴이 내려오는 것을 확인합니다.

이상의 방법을 반복합니다.

(2) 구강대 비강 인공호흡법

물에 빠진 사람을 구했거나 입주위 손상으로 입에 효과적으로 밀착되지 않는 환자는 구강대 비강 인공호흡법을 사용해야 합니다.

첫째, 환자의 입을 막고 코에 힘차게 숨을 불어넣습니다.

둘째, 환자의 숨이 밀려나올 수 있도록 입을 벌려줍니다.

3) 순환회복

맥박이 없으면 시술자는 흉부압박을 하여서 혈액순환을 유지하여야 합니다. 뇌에 산소를 공급하기 위해서는 순환되는 혈액이 반드시 산소화가 되어 있어야 하기 때문에 흉부압박법은 인공호흡과 함께 시행하여야 합니다.

흉부압박법은 다음과 같습니다.

첫째, 환자를 딱딱한 바닥에 편평하게 눕히고 시술자는 환자 옆에 무릎을 꿇고 앉아서 복부 중앙 부위의 가슴뼈 끝에 중지를 대고 인지를 바로 위의 가슴뼈에 댑니다.

둘째, 반대쪽의 손바닥을 펴서 인지의 바로 위 가슴뼈에 대면 흉부압박 부위입니다.

셋째, 손바닥을 가슴에 대고 반대쪽 손을 펴서 그 위에 올려놓고 양 손의 손가락 깍지를 낍니다.

넷째, 시술자의 손을 똑바로 펴서 환자의 가슴뼈를 바닥 면과 직각으로 4~5cm 정도 압박합니다. 압박이 끝나면 손바닥을 가슴에서 떼지 않고 압박을 중지합니다.

다섯째, 분당 80번 정도로 흉부압박을 되풀이 합니다.

※ **급성심정지**는 우리나라에서 매년 4만 건 이상 발생하는 주요 사망원인의 하나로 심장기능이 순간적으로 정지되는 현상은 말합니다.

심장이 정지되면 뇌를 비롯한 여러 장기에 산소가 공급되지 못해 3~4분이면 뇌가 손상을 받고, 10분 이상이면 사망에 이르게 됩니다.

급성심정지는 언제, 어디서, 누구에게나 발생할 수 있는 현상이며 응급조치가 제대로 되지 않아 환자의 생존율이 3% 이하이지만, 제때 응급처치를 시행하면 생존율을 50%까지 올릴 수 있습니다.

AED(Automated External Defibrillator, **자동 심장 제세동기**)는 심정지 환자가 발생했을 때 자동으로 환자의 심장상태를 신속하게 분석하고 필요에 따라 전기충격을 전달하여 심장 기능이 회복될 수 있도록 하는 응급구조장비입니다(항공기, 공항, 선박, 철도, 다중이용시설 등에 AED 설치는 의무사항입니다).

- AED 조작은 장비를 열면 간단한 그림과 사용설명서 혹은 음성안내에 따라 누구나 쉽게 사용할 수 있도록 되어 있습니다.

4) 소아의 소생술

큰 아이의 심폐소생술은 성인과 거의 같은 방법으로 압박을 조금 약하게 하고 좀 자주 압박을 합니다. 작은 아이나 유아의 심폐소생술은 다른 방법으로 시행합니다.

(1) 인공호흡법

어린 아이의 인공호흡은 구강대 구강-비강법을 사용하며 성인이나 큰 아이의 2배 횟수(분당 20회)로 시행합니다. 방법은 어린아이의 입과 코를 동시에 시술자의 입에 밀착시키고 환자의 가슴이 올라오는 것이 보일 때까지 불어넣은 후 가슴이 내려오는 것을 확인합니다.

(2) 유아의 흉부압박법

딱딱한 바닥에 눕힌 후 압박 부위를 정확히 알기 위해서 양측의 유두가 만나는 가상선을 그리고 그 선의 중심에 2개 손가락(검지와 중지)의 끝을 올려놓고 분당 100회로 1.5~2.5cm의 압박을 시행하는데, 1회 인공호흡에 5회의 흉부압박을 시행합니다.

(3) 학령전기 아동의 흉부압박법

성인과 같은 방법으로 압박 부위를 찾은 후, 한 손을 사용해서 분당 100회 2.5~3.5cm 정도 압박을 하는데, 1회 인공호흡에 5회의 흉부압박을 시행합니다.

3 폐쇄질식

이물질이 목안에 박히면 인후를 막거나 근육경련을 유발할 수 있습니다. 성인에서는 충분히 씹지 않은 음식이나 급하게 서둘러 삼킨 음식 조각에 의해 유발될 수 있으며, 아이들은 무슨 물건이든지 입에 집어넣으려는 경향이 있는데 특히, 뜨거운 알사탕 같은 것이 위험합니다. 폐쇄질식 시 나타나는 소견은 말하고 숨쉬기 힘들어 하며,

피부가 파래질 수도 있습니다(청색증). 또한 환자가 목을 가리킨다든지, 목을 쥔다든지 하기도 합니다.

1) 성인에서의 처치

(1) 등치기

환자를 안심시키고, 앞으로 숙이게 하여 환자 머리가 환자의 가슴보다 낮도록 한 다음, 환자에게 기침을 하도록 격려하고 환자의 양 어깨 사이를 구조자의 손을 편평한 상태로 해서 다섯 번 정도 두드립니다.

(2) 복강압박술

만일 등치기가 실패했을 때에는 복강압박술을 시행합니다. 복강압박술은 환자의 등 뒤에 서서 손가락을 깍지 끼어 환자의 명치(횡격막)에 대고 안쪽, 위쪽으로 빠르고 세게 잡아채듯 당겨 올리는 것으로 흉곽을 압박하여 막힌 것을 밖으로 내 보낼 수가 있습니다.

2) 소아에서의 처치

소아를 구조자의 무릎 위에 거꾸로 눕히고 머리를 아래로 내리도록 합니다. 소아의 등을 성인에서 사용하는 힘의 절반 정도의 힘으로 치고, 만일 등치기가 실패했을 때 경험이 많고 능숙하면 복압을 이용한 방법을 사용하지만 그렇지 않으면 소생술을 시작합니다.

3) 유아에서의 처치

유아를 구조자의 팔을 따라 거꾸로 들고 어깨 사이를 소아보다 약하게 두드립니다. 이때 유아의 턱 아래를 받쳐줍니다. 유아에게는 복강압박술을 시행해서는 안되며 의식이 없으면 소생술을 시행합니다.

4 익 수

대부분의 익사는 폐에 물이 차서 사망하는 것이 아니고 인후의 경련으로 숨을 쉬지 못해 사망합니다. 대개 소량의 물이 폐로 들어갑니다. 구조된 환자의 입에서 나오는 물은 폐보다는 위에서 나오는 것이므로 자연스럽게 나오도록 해야 하는데, 환자는 머리를 몸보다 낮게 하고 옆으로 눕혀서 환자 입으로 물이 배출될 수 있도록 합니다. 기도를 확보하고 호흡과 맥박을 확인한 후 필요하면 소생술을 합니다. 이때 폐 속의 물과 추위 때문에 인공호흡과 흉부압박에 상당한 저항을 보일 수 있으므로 보통보다 느린 속도로 소생술을 시행합니다.

익수 환자는 질식 이외에 추위 때문에 문제가 생기므로 저체온 치료도 필요한데, 젖은 옷을 바꾸어 주고, 추위를 막아주며, 더운 음료수를 마시게 합니다.

모든 익수 환자는 반드시 병원치료를 해야 하는데, 폐로 들어간 모든 물은 자극을 일으킬 수 있으므로 완전히 회복된 듯이 보인 환자도 수 시간 후 기관지 부종이 발생할 수 있으므로 병원으로 데려가야 합니다.

5 심한 외출혈

응급처치의 목표는 지혈, 쇼크 방지, 감염 방지이며 가능한 한 빨리 병원으로 후송합니다. 우선 상처를 자세히 파악할 수 있도록 옷을 벗기거나 옷의 일부를 절단합니다. 이때 구조자 자신이 다치지 않도록 유리 같은 날카로운 물질을 조심합니다. 응고를 위해 손가락이나 손바닥을 이용해서 적어도 10분간 상처를 직접 압박한다. 가능하면 깨끗한 거즈나 패드를 사용하는 것이 좋지만 깨끗한 치료를 위해서 시간을 낭비할 필요는 없습니다. 상처 부위에 이물질이 있어 직접 압박이 곤란하면 상처의 양 끝을 누릅니다. 환자 심장보다 상처 부위를 높이 올리는데, 골절이 있으면 조심해서 올리고, 환자를 눕히면 상처부위로 혈류가 줄어들고 쇼크 발생을 예방할 수 있습니다.

다음 단계로 처음 사용한 패드를 제거하고 무균 치료를 합니다. 붕대를 단단하게 감는데, 혈액순환을 방해할 정도로 심하게 감으면 안됩니다. 출혈이 심해서 밖으로 혈액이 나오면 그 위에 다른 붕대를 단단히 감습니다. 상처에 이물질이 있으면 양쪽에 붕대 뭉치를 대서 눌리지 않도록 하고 붕대를 감고, 골절된 부위가 있으면 조심스럽게 지지하여 줍니다.

6 코 피

코를 맞거나, 코를 후비는 등의 원인으로 콧속 혈관이 파열되었을 때 흔히 발생합니다. 그 외 감기 등 염증에 의한 콧속 혈관의 약화나 고혈압 등도 원인이 됩니다. 두부외상 후 물이 섞인 것 같은 출혈은 뇌 척수액이 유출되는 위험한 상황을 의미입니다. 응급처치법은 먼저 머리를 앞으로 굽힌 상태로 환자를 앉힌 후, 일반적으로 환자의 머리를 뒤로 젖히는 경우가 많은데 머리를 뒤로 젖히면 구토를 유발시키고 혈액이 기도로 흡입되기 쉽습니다. 그런 다음 입으로 숨을 쉬라고 하고 코뼈 밑부분을 꽉 막으라고 하고, 필요하면 환자를 도와줍니다.

혈액응고를 방해하는 말하기, 삼키기, 기침, 침 뱉기, 코를 킁킁거리기 등을 금지시키고 주변의 피를 닦을 수 있도록 깨끗한 휴지나 손수건 등을 줍니다. 약 10분간 코를 누른 다음 압박을 중단하고 출혈 여부를 확인하여 출혈이 계속되면 다시 10분간 압박합니다. 30분 이상 출혈이 계속되면 병원으로 후송합니다.

코의 압박으로 출혈이 중단되어도 머리를 계속 앞으로 굽히고 수 시간 동안 휴식시키고 운동을 금지합니다. 특히 코를 푸는 행위는 하지 않도록 하여야 합니다.

7 뱀에 물렸을 때

뱀에 물린 경우는 환자를 진정시키는 것이 매우 중요한데, 왜냐하면 환자가 안정하고 가만히 누워 있을 때 뱀독이 천천히 퍼져나가기 때문입니다. 물린 부위를 심장보다 낮게 하여 뱀독이 한 곳에 머물러 있게 한 다음 다친 부분을 고정하고 받쳐줍니다. 필요한 경우 상처를 비누와 물로 잘 씻고, 뱀에 물린 경우 지혈대를 감는다거나 칼로 피부를 짼다던가 입으로 뱀독을 빨아내려고 시도하지 말아야 합니다.

뱀을 알아두거나 잘 그려 놓으면 필요할 때는 항독제를 맞을 수 있습니다. 또한 뱀이 사람이 많은 곳으로 도망친 경우 경찰에 신고합니다.

8 집안에서의 화상

집안에서 일어나는 화상은 경미한 경우가 많습니다. 즉시 응급처치를 적절히 해주면 자연히 잘 낫지만, 화상 정도에 조금이라도 의심이 있으면 의사의 진찰을 받습니다. 우선 찬물을 화상 부위에 10분 이상 부어 화상 과정을 차단하고 통증을 해소하며 부기가 진행되기 전에 반지나 시계, 화상 부위를 죄는 옷 등을 조심스럽게 풀어줍니다. 그런 다음 소독된 보풀이 없는 것으로 화상 부위를 덮어 세균감염을 막습니다. 비닐백이나 주방 비닐랩도 일시적으로 사용할 수 있고, 감염의 위험이 있으므로 물집은 터뜨리지는 말며, 불필요하게 로션이나 연고, 크림 등은 바르지 않습니다.

9 화학 손상

화학약품 중에는 피부를 자극하거나 손상시키고, 피부를 통하여 흡수되어 몸안에 퍼지거나 치명적인 손상을 일으키는 경우가 있습니다. 집안에서는 오븐세척제나 페인트용해제 같은 것에 의해 화학 손상을 입을 수 있습니다. 화학 손상의 경우 상품명을 기록해 놓으면 도움이 되며 환자를 접근하거나 처치할 때 구조자 자신의 안전을 항상 확인합니다.

우선 화학 손상 부위를 물로 씻어내서 화학물질을 희석시키고 화상 과정을 차단합니다. 열화상의 경우보다 오래 씻어내야 하고, 물을 붓는 동안 오염된 옷가지를 제거하며, 구조자 자신이 오염되지 않도록 주의하며 가능하면 보호장갑을 낍니다. 그런 다음 호흡을 잘 관찰하면서 병원으로 후송합니다.

제 10 장

대체의학과 자연치유

1 자연치유학이란?

인체스스로가 가지고 있는 저항력과 복원력, 면역력을 활성화하여, 인체 항상성(Homeostasis)을 극대화함으로서 질병과 고통을 해소하는 각종 방법을 연구하고 실천하는 학문입니다.

치료와 치유의 차이

- **치료**(治療, Treatment, Therapy) : 병을 다스려 고치는 것(외부적 작용)
- **치유**(治癒, Healing) : 병을 다스려 스스로 나아지는 것(내부적으로 낫는 것). 식이요법이나 운동으로 건강이 좋아진 것이나, 마음의 병은 치유가 더 타당함

2 대체의학의 정의

자연의학적 개념의 대체의학(Alternative medicine)이란 정통의학, 즉 제도권 의학을 대신한다는 의미입니다. 대체요법(Alternative Therapy)의 의미로도 통하는데 'Alternative'는 우리말로 '대안'이라는 용어로도 사용되어질 수 있습니다. 그리고 치유방법의 특징이 사람의 전체를 보면서 치료하기 때문에 전인의학(Wholistic or holistic medicine) 혹은 인간의 질병을 자연의 치유능력에 맞추어 조율해 주고 복원시키는 의미로 자연치유(Naturopathy)라고도 합니다.

모두 의미 있는 명칭들이며 어느 관점을 중요시 하느냐에 따라 적절하게 불릴 수 있으나 미국 국립의료원 산하 보완대체의학 연구소의 공식명칭은 보완대체의학(CAM : Complementary & Alternative Medicine)이라고 규정하고 있습니다.

3 대체대학의 특징

미국 국립 보완대체의학 연구소에서는 대체의학을 '다양한 범위의 치료 철학, 접근방식, 치료법들을 포괄하는 것으로 의과대학이나 병원에서 일반적으로 교육하거나 사용하지 않고, 의료보험을 통해 수가가 지급되지 않는 치료나 진료 행위'라고 정의내리고 있으나 최근에는 일부 항목에서 의료수가 지급이 허용되었고, 다수의 대학에서 통합의학체계로 교육하고 있습니다.

대체의학은 주로 천연물질을 사용하고 면역력을 높여 자연치유력을 극대화하려는 것으로 그 특징은 다음과 같습니다.

1) The healing power of nature : 자연의 치유력을 이용하는 것이다.

2) Treat the cause rather than the effect : 결과보다 원인을 중요시한다.

3) First, do not harm : 무엇보다 인체에 해가 없어야 한다.

4) Treat the whole person : 질병보다 질병에 걸린 사람을 본다.
5) The physician is a teacher : 치유사는 교사며 조력자다.
6) Prevention is the best cure : 예방이 최선의 치유법이다.

4 대체의학의 분류

미국 국립보건원에서는 대체의학을 다음과 같이 7가지로 나누고 있습니다.

1) **식이, 영양**(diet and nutrition) : (예 ; 비타민 대량 투여, 제한식이)
2) **정신-신체 기법**(mind-body technique) : (예 ; 최면, 명상, 요가, 이완요법)
3) **생체전자기장**(bioelectromagnetics) : (예 ; 경피신경자극)
4) **전통요법 및 민간요법**(traditional and folk remedies) : (예 ; 한의학, 인도의학, 동종요법)
5) **약물 및 생리적 치료**(pharmacologic and biologic treatment) : (예 ; 상어연골제품, 봉독)
6) **수기요법**(manual healing methods) : (예 ; 마사지, 카이로프랙틱)
7) **약초요법**(herbal medicine) : (예 ; 인삼, 은행잎 추출물)

* 우리나라의 경우 한의학은 대체의학이 아님.

5 생활건강 대체의학

인간을 비롯한 모든 생명체는 스스로 정상상태를 유지, 회복하려는 항상성(Homeostasis)이 존재하고 있으므로 전문가가 아닌 일반인이라도 조금만 관심을 가지고 공부하면 생활 속에서 대체의학을 활용할 수 있는데 사용하기가 편하고, 시간과 공간의 제한이 비교적 적으며, 비용이 저렴하고 부작용이 없는 요법이라야 할 것입니다.

이러한 생활실천 대체요법으로는 식이요법, 운동요법, 반사요법, 마사지테라피 등을 보편적으로 많은 사람들이 활용하고 있습니다.

1) 식이요법

건강에 필수적인 식품의 균형된 선택을 강조하며 가장 적절한 영양을 공급함으로써 질병을 개선 및 회복시키려는 치유 방법의 일종입니다.

이는 올바른 식생활의 방법으로, 각 개인의 건강 상태나 병이 있고 없음에 따라 강조됨이 다르지만 근본적인 원칙은 같습니다. 식품과 영양에 대해 올바르게 이해하고 신속한 회복과 질병의 재발 방지, 예방은 물론 완전한 건강을 유지하도록 합니다. 식이요법은 질병 및 취약기의 영양 원리를 이해하여 개개인에게 일어나는 영양 상태를 평가하고 이에 과부족이 없도록 필요한 영양을 잘 공급합니다. 식생활의 문화적인 측면까지 고려하여 방법에 문화성을 띤다는 것이 다른 요법과 차이가 있으며, 병이 생기고 나서 치료를 하는 것보다는 평상시 올바른 식생활을 하여 병을 예방하는 것이 더욱 중요합니다.

병에 걸리면 치료의 방법으로 약, 수술로 쉽게 해결될 것 같아 서둘러 병원을 찾고, 식이요법에는 소홀한 사람이 있지만, 약이나 수술로만 병이 나을 수가 없음에도 불구하고 식이요법을 게을리 하는 이유는 사람에 따라 다르겠지만, 첫째는 음식을 제대로 먹지 않고도 좋은 약이나 수술만으로 병이 치료되거나 나을 수 있다고 잘못 알고 있는 경우와, 둘째는 음식을 제대로 먹는 식이요법의 중요성을 충분히 알고 있지만 식생활 습관을 바꾸는 것이 어렵기 때문입니다. 사람의 식습관은 태어나서 수유, 이유, 영유아기를 거치며 자리 잡게 되며, 성장한 후에 쉽게 바꾸기가 어렵다는 것입니다. 먹을 것이 부족했던 과거에는 무엇인가를 먹고, 안 먹고가 문제였다면, 이제는 음식의 선택은 기본이고 얼마나 어떻게 언제 먹을까? 하는 식이요법이 관심영역으로 커지고 있습니다.

2) 반사요법

반사요법은 신체의 반사구를 자극하여 인간의 건강한 삶을 살기위하여 병이 발생하기 전에 예방의학 차원에서 병을 예방하고자하는 시술하는 방법을 말합니다.

반사요법은 발바닥이나 손바닥, 귀 등 신체의 특정 부위에 압력을 가하여, 압력점과 연계된 것으로 간주되는 특정 기관을 자극하는 동시에 그 기능을 향상시키는 치유법입니다.

중국에서는 5000년 전부터 반사요법이 이용되어 왔으며, 기원전 2330년대로 추정되는 이집트의 한 벽화에서도 이 반사요법이 그림으로 묘사되어 있습니다. 또한 고대 인도에서도 유사한 기법이 사용되었으며, 아메리카 인디언들 역시 이 치유법을 사용했습니다.

현대적인 반사요법은 1913년 미국의 내과의사 윌리엄 피츠제럴드에 의해 소개되었는데, 피츠제럴드는 수술을 시작하기 전에 환자들의 손이나 발에 압력을 가해주면 환자들이 한결 통증을 덜 느낀다는 사실을 발견하고 여러 차례 실험을 거듭한 피츠제럴드는 손과 발의 특정 부위는 신체의 다른 기관들과 연계되어 있으며, 어떤 생체전기 에너지가 전달되기 때문이라고 생각했습니다. 인체의 반사구는 여러 가지가 있는데, 대표적인 반사구는 귀반사구, 손반사구, 발반사구 등을 꼽을 수 있습니다.

(1) 귀반사요법(이침, 이혈요법)

귀에 나타나는 특유의 반응구역과 반응점을 자극하여 외부 환경의 변화에 대하여 신체 각 기관이 잘 적응하도록 해주고, 면역력과 저항력을 높여주며, 신체내부에서 일어나는 신진대사 활동을 원활하게 하여 질환의 회복에 도움을 주어 좀 더 건강하고 활력 있는 삶을 살도록 도와주는 건강법의 하나입니다.

이침은 프랑스의 폴노지에 박사(DR. Paul Nogier)에 의하여 현대화되었다고 할 수 있는데, 1950년대 노지에 박사는 자신을 찾아온 환자의 일부에서 귀의 화상흔적을 발견하고 그 흔적을 분석하여 고대의 동양에서부터 내려오는 이침에 대해서 알게 되었고, 그 후 본격적인 연구를 시작하여 과학적 근거에 기반을 둔 태아역위지도를 만들게 되었으며 이러한 노력의 결과로 현대적인 이침의 선구자가 되었습니다. 그의 영향을 받은 유럽의 여러 연구가들에 의하여 이침은 서양식으로 변화하여 각 나라에 널리 보급하게 되었다.

1980년대 미국의 UCLA의 테리 올레슨(Terry Oleson)박사를 비롯한 여러 연구자들이 이중맹검법(Double Blind)방식을 이용하여 귀를 이용한 진단의 정확도를 연구하여 근육 및 골격계 질환에 있어서 대략 75% 정도의 정확도를 가지고 있음을 밝혀내었고, 현재까지 세계보건기구(WHO)가 인정하는 반응점은 91개의 반응점이 있습니다.

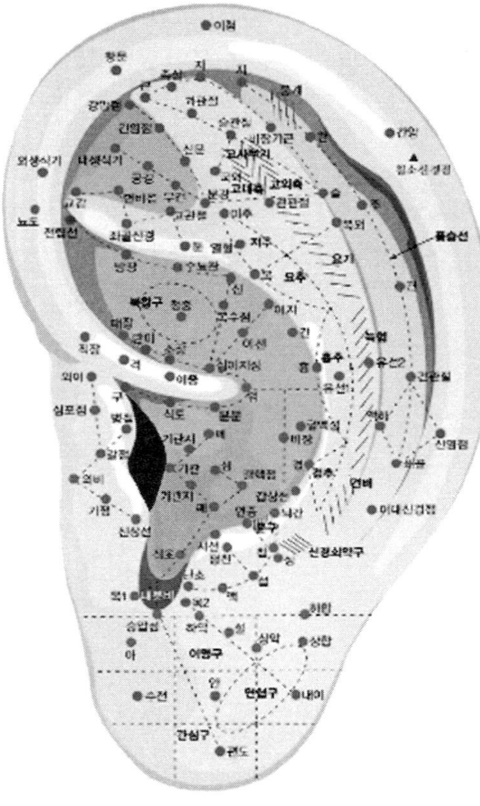

그림 10-1. 귀반사구 상응구조

(2) 발반사요법

인간은 두발로 신체의 모든 체중을 지탱하기 때문에 발에 가해지는 스트레스는 신체의 어떤 부위보다도 큰 것이 사실입니다. 더욱이 발에는 인체의 여러 장기와 직접적인 신경 반사적 교감이 오갈 수 있는 반사점이 다양하게 분포되어 있어, 발관리가 제대로 이루어지지 않는다면 육체적 피로가 가중 될 뿐 아니라 체내 여러 기관이 약화될 수 있습니다.

현존하는 가장 오래된 의학서적인 중국 최고의 고대의서 "황제내경(기원전 475~221년)"의 '소녀편'에 관지법이 소개되어 있는데, 관지법은 발에 있는 혈자리를 자극하여 임상효과를 얻었던 방법이라고 기술되어 있습니다.

우리나라 민간요법에 관한 문헌을 찾아보면 세종대왕의 나이 30인 세종 8년에 당뇨병으로 인한 풍병과 소갈증이 있었으며, 이밖에도 신장염, 방광염, 관절염, 안질, 피부염, 천식 등 많은 고통을 겪은 것으로 나타나 있는데, 세종대왕은 이러한 증상들에 대하여 평소 버선 속에 콩을 넣어 다니면서 발을 자극하여 질병치료의 효과를 보았다고 합니다.

발반사요법을 근대화 시킨 대표적인 사람은 미국의 윌리암 피츠 제럴드(William Henry Hope Fitzgerold, 1872-1942)박사와 유니스잉검(Eunice Ingham, 1879-1974) 여사를 들 수 있다. 제럴드 박사는 미국인 내과 의사로 1913년 학계에 존테라피(Zone Theraphy) 이론을 발표함으로써 발반사요법의 과학적인 근거를 마련한 발반사요법의 아버지라고 할 수 있습니다. 그 후에는 스위스의 간호사 출신인 헤데 마사프레트(Hedi Masafret) "미래를 위한 좋은 건강법(Good Health for the future)"을 출간하여 활동하였고, 대만에서 선교활동을 하던 스위스 출신 오약석신부(Fr. Hosef Eugster)는 발반사요법을 통해 질병이 치유되는 효과를 체험해 1982년 "오약석신부병리안마법"을 대만에서 발표하여 사람들에게 큰 호응을 일으켰습니다.

발반사요법은 동양의학 측면에서 보는 오장육부(五臟六腑) 등에 환경적인 요인이나 기타 외부적으로 좋지 못한 영향이 미칠 경우 이를 예방할 수 있는 면역체계가 약화되고 질병이 발생했을 때 자연치유 능력이 저하됨으로써 인간의 건강한 생명 유지에 걸림돌이 될 수 있다는 것을 의미합니다. 따라서 발마사지요법이나 발반사요법을 통하여 육체적 피로를 해소하고 특히 발반사구를 주기적으로 자극하여 신체의 여러 기관들의 건강을 관리할 수 있도록 도와주는 자연치유학 또는 대체요법의 한 분야입니다.

① 발반사 건강법의 특징

안전하고 쉬우며, 효과는 크면서 경제적

② 발반사 건강법의 효과

인체 각 기능의 저항력 및 질환의 호전을 가능하게 하는 자연치유력의 기능을 강화

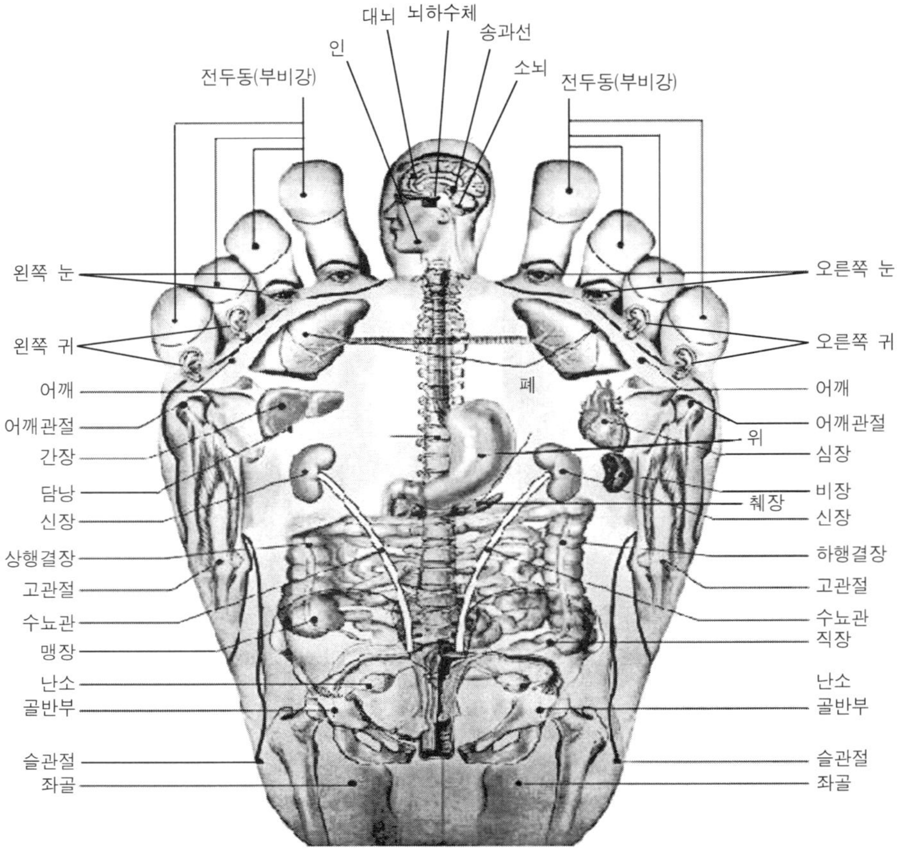

그림 10-2. 발반사구 상응구조

하는 것(자생력 회복)

③ 발반사요법시 주의사항

자극 후 30분 전후 따듯한 물 500cc 이상 마신다. 단 간장 및 신장질환, 당뇨병의 등의 중증이상 환자는 150cc 이내로 제한

④ 발반사요법 시행 후의 변화

- 정맥 확장
- 발목이 붓는다

- 땀, 발열, 갈증
- 배변의 변화(양, 색깔)

3) 척추교정 연동요법

생활양식과 소득수준의 향상 및 장수사회로의 진입은 진정한 생명력을 길러주고 회복하는 자연치유에 대한 관심이 그 어느 때보다 높아졌으나 근골격계 질환에 대한 속시원한 해결방안은 부족한 실정이었습니다.

- 불완전하거나 고비용 체계
- 효과와 안전성이 미흡한 시술방법 등

이를 근원적으로 해소시킬 수 있는 보다 안전하고 효과적인 치유방법을 연구 모색하던 중 日本의 의사였던 故 하시모토(橋本敬三)博士가 창안하고, 네모토료이찌(根本郎一)先生이 확립한 연동조체법(連動操体法)을 바탕으로 보다 완전한 치유가 될 수 있도록 해부 생리학과 한의학적 근거에 의한 새로운 기술을 보완 연구하고, 기공 치료체조인 양생체조(養生體操)와 접목하여 이를 새롭게 체계화하여 척추교정 연동요법이 만들어 졌습니다.

(1) **연동요법이란?**

인체의 각 근육은 서로 연관되어 움직이므로 스스로의 동작과 자세, 호흡을 통하여 연결된 근육들의 움직임을 통하여 MSD와 관련되는 척추와 근육의 균형을 조정하는 자연치유 운동요법입니다.

연동요법의 주요 메카니즘은
첫째 골반과 척추자세를 교정하고,
둘째 운동처방으로 근육을 만들며,
셋째 생활습관을 교정하고,
넷째 자가 운동방법을 교육함으로서 수술 없이 근본적인 치유가 대부분 가능합니다.

[참고] MSD(Musculoskeletal Disorders : 근골격계 질환)란?

근골격계 부담 작업으로 인하여 목과 허리, 상 하지의 신경, 근육 및 그 주변 신체 조직 등에 나타나는 질환으로, 사고나 내장질환, 냉 난방에 의한 급격한 온도변화, 특정자세의 지속, 영양의 불균형, 정신적인 충격 등이 원인이며, 이로 인한 증상은 고통(때로는 안피로, 두통), 압통, 무감각, 저림, 마비, 얼얼한 느낌, 화끈거림, 냉감 등이 있습니다.

(2) 연동요법의 특징

약물이나 특별한 운동기구를 사용하지 않고, 스스로의 힘으로 움직이고, 이상이 있는 근육은 사용하지 않기 때문에 불쾌감이 없고, 부작용이 없으며, 안전합니다.

장점은 연동의 효과로 근육이 서로 연관되어 움직이면서 척추와 근육의 전체적인 균형을 조정하는 것이므로 그 효과가 광범위 하면서도 신속하여 즉석에서 확인 가능하며, 근력을 강화시키는 연동체조 운동처방과 병행하므로서 근원적인 치료가 가능합니다. 아울러 동작분석과 기본적인 연동요법 방법만 숙지하면 누구나 쉽게 배울 수 있습니다.

(3) 연동요법의 방법

연동요법은 타인의 힘에 의한 조작이 아니라 환자 자신의 움직임에 의한 것이므로 환자가 잘 움직여주는 것이 신속한 치유성패의 열쇠가 됩니다.

① 환자를 잘 움직이게 하기 위한 3가지 방법

- 효과적인 동작을 위한 유도어의 사용
- 정확한 저항의 사용(방향, 강도)
- 적절한 탈력(힘을 뺌)

② 근방추반사

근육이 긴장하면 지각신경의 말단부분이 먼저 자극을 받고 이에 대하여 기계적으로 일어나는 신체의 국소적인 반응을 말하며, 이는 근육이 지나치게 늘어나는 것을 예방하여 근육의 긴장성 조절, 자세조절, 신체의 평형조절에 중요한 역할을 합니다.

(4) 연동요법의 적용

근골격계질환(MSD) 특히, 운동기계통의 이상에 가장 효과가 큽니다. 운동기계통의 이상이란 지지조직으로서의 골격 자체에 이상이 있는 경우를 제외한 척추와 근육, 신경계의 불균형으로 관절을 움직이는 근육의 이상이라고 할 수 있습니다. 따라서 허리와 가슴, 목과 어깨 등의 이상이나 아픈 동작(정지도 동작의 하나임)에 관여하는 근육의 긴장, 압박에 의한 기능부전을 일으킬 때 행합니다.

동작분석 : 동작진단

신체는 전신이 연관성을 갖고 동작을 하기 때문에 어딘가에서 어딘가로 연동하여, 동작제한이 일어나기도 하고, 해제되기도 합니다. 또, 어딘가에 이상이 있으면 어느 곳의 움직임에 제한이 일어나는 미묘한 관계가 있습니다.

- 다리의 길이를 확인하고 발가락의 견인력을 확인한다.
- 접었을 때 다리의 높이와 각도를 확인한다.
- 목과 상체를 좌우로 돌려본다(경추의 ROM 확인).
  목과 허리의 상태가 나쁘고, 복부의 긴장이 있거나, 대퇴부의 근육에 긴장이 있으면, 이 동작에서 좌우 불균형이 되고, 이때는 악력, 완력, 배근력, 복근력 등도 저하하고, 전신적인 부조화가 일어납니다.
- **손가락의 열림**(Finger Scale로 진단)
  허리가 아플 때, 목과 어깨의 장애를 수반하는 경우가 있습니다. 자세가 나쁠 때에는 다섯 손가락의 열리는 각도(계지각 : Finger Scale로 진단)가 저하되는데, 다섯 손가락을 펴서 엄지손가락부터 새끼손가락까지의 각도가 개인차는 있겠지만, 일반적으로 130도에서 150도 정도가 보통이며, 이 각도에서 저하했던 것이 회복되었다면 몸의 나쁜 상태가 해소되었다는 것으로 판단합니다.
  인체는 전신이 연관성을 가지고 있으므로 발가락으로부터 허리, 목 부위까지 연동되고 경추 신경의 지배를 받는 손가락의 동작에 까지 영향을 미치는데, 허리부터 조정(골반과 척추)만 해도 발가락의 움직임부터 연동하여 계지각이 커집니다.

• 근육의 상태 및 특정부위의 압통 유무 확인 등

(5) 연동요법의 효과

① 보완 대체의료는 첫째 안전성, 둘째 효과성, 셋째 경제성과 활용성을 우선 고려해야 합니다.

② 연동요법은 다른 요법과 달리 손이나 기구로 무리하게 치거나, 비틀지 않는 가장 안전한 보존적인 방법입니다.

③ 스스로의 움직임을 통하여 원격(遠隔)부의 각 부분을 연동(連動)시킴으로써 종래의 운동학의 상식으로는 예상도 하지 않았던 부분까지 효과를 볼 수 있습니다.

④ 동작과 자세, 호흡과 수련은 요가(Yoga) 및 기공(气功)과 같은 요소를 포함하고 있지만, 다른 요법이 미치지 않는 곳 까지 즉석에서 조정할 수 있는 장점으로 수술 없이 척추와 골반을 교정할 수 있어 허리와 가슴, 목과 어깨 등의 통증을 보다 신속히 해소시켜 줄 것입니다.

⑤ 특별한 기구 없이 교육을 통해 쉽게 숙달이 가능하고, 법적인 제한 없이 누구나 행할 수 있는 자연치유 운동요법입니다.

⑥ 누구나 배우고, 활용하면, 개인과 가족 및 지역사회의 건강증진과 삶의 질 향상에 기여할 것입니다.

(6) 연동요법 운동처방의 실제

– 개인별 맞춤형 운동처방이므로 선택적으로 적용함

① 기본 연동체조

㉠ 눈 운동, 이와 잇몸마사지

㉡ 가슴, 복부 마사지

㉢ 발목 굴신, 내외전

ⓐ 무릎굽혀 상하로 흔들기 100, 좌우로 흔들기 100

ⓑ 좌우 연동 스트레칭 2, 다시 상하로 흔들기 8

ⓒ 새우운동 – 만세

㉣ 역기들기 20, 풍차돌리기 안 · 밖 각 10 / 붕어운동

㉤ 팔 다리들고 흔들기 200 / 손 발뼉 치기

② ADL(activity of daily live, 생활근력)향상을 위한 연동체조

㉠ 누워 싸이클

ⓐ 윗몸일으키기 50~80

ⓑ 다리들고 단전치기 120~200

ⓒ 허리들기 8호간 4회 반복 * 4 / 경추마사지

ⓓ 허리와 어깨들기 8호간 4회 반복 * 4

ⓔ 경추운동, 손 지향하며 고개돌리기 8호간 4회 반복 * 4

㉡ 상체늘리기 / 척추신전

㉢ 허리운동(고양이등 / 말등)

㉣ 발관절 연동 / 발목 교차하여 늘리기 / 무릎 / 고관절 운동

ⓐ 대퇴부 운동 : 발 각도 좌 °우 °로 앉고 일어서기

ⓑ 어깨풀기 / 팔굽혀 펴기

ⓒ 내전근 근력 향상 운동

ⓓ 경추 등배 좌우연동 50~200

* 일상생활에서의 기마자세 유지 ex) 양치질, 설거지, 집안에서 이동 등

* 일상생활 속에서 척추유지, 취침 시 경추베개, 평평한 침상

* 피할 음식 : 튀긴음식, 페스트푸드, 육류

5백 : 밀가루 음식(우리통밀제외), 쌀, 설탕, 정제소금, 화학조미료

* 권장음식 : 현미잡곡, 채소류, 해조류, 전통 된장류, 발효식품, 생식 등

4) 마사지 테라피

마사지 테라피는 손이나 인체 각부를 사용하여 쓰다듬고, 주무르고, 두들기고, 문지르고, 누르고, 당기고, 관절을 움직이는 등의 물리적 자극을 통하여 질병의 호전과

심신의 피로회복 뿐 아니라 운동 상해예방과 신체기능 향상을 도모하는 총체적인 기술이라고 할 수 있는데, 경락마사지, 스포츠 마사지, 발마사지 등이 널리 활용되고 있습니다.

(1) 마사지의 필요성

근골격계질환에 대한 병원에서의 치료방법은 여러 가지가 있으며, 심하면 수술에 의한 방법이 있겠지만 대부분의 근골격계질환은 오랫동안의 반복적인 작업으로 인하여 발생하고 있기 때문에 지속적인 예방법과 치료가 병행되어야 합니다.

따라서 이 분야의 치료는 부작용의 우려 때문에 최후의 수단으로 수술 등을 고려할 수 있겠으나, 보완 대체의학 등을 활용한 보존 치료법으로 접근하는 것이 효율적이므로 척추교정 운동요법인 연동요법과 함께 마사지 테라피 등의 복합적인 치유방법이 권장됩니다.

근골격계 질환의 치유에 획기적인 효과를 보이고 있는 연동요법과 함께 마사지 테라피는 매우 효율적이고 좋은 치유법으로 현재 많은 사람들로부터 관심과 큰 호응을 받고 있습니다.

이 치유법의 특징은
첫째, 치유방법 및 시술이 복잡하지 않고 간편하며
둘째, 치유효과는 다른 치료법에 비교해서 매우 좋으며
셋째, 치유 후 전혀 인체에 부작용이 발생하지 않고
넷째, 치유를 위한 관련 기기 및 장치가 필요 없다는 것입니다.

(2) 마사지 테라피의 적용

마사지는 몸 전체의 혈액순환에 아주 좋은 치유법이며 동시에 근골격계질환에 적용함으로써 굳은 근육을 풀어주고 변형된 골격을 바로잡아 주어 혈액순환의 효과를 지속적으로 유지할 수 있게 합니다.

① 근골격계질환의 원인

- 장시간에 걸쳐 반복적으로 움직일 때
- 작업에 과도한 힘이 요구될 때
- 부자연스런 자세를 취할 때
- 지속적인 스트레스를 받을 때

② 근골격계질환의 상태

㉠ 작업관련 신체부담 부위의 홍조, 부종(swelling), 강도(힘), 저하, 동작 장애 등의 상태가 나타난다.

㉡ 안피로, 두통, 압통, 무감각, 저림, 마비, 얼얼한 느낌, 화끈거림, 냉감 등의 상태가 나타난다.

㉢ **근골격계질환의 증상 3단계**

ⓐ 초기단계

- 작업 시 피로와 통증을 느끼며, 작업 종료 시 증상은 사라짐
- 어깨가 쑤시고 목 통증이 작업이 끝난 후에도 가끔 나타남

ⓑ 중간단계

- 신체부담 부위의 통증과 일의 시작과 종료 후에도 근력이 저하됨
- 작업이 어려워짐
- 시각적 증상이 나타남

ⓒ 후기단계

- 휴식 중에도 통증이 있으며 근력이 저하됨
- 수면 방해로 불편을 호소함
- 작업수반 동작이 아닌 경우도 어려움
- 시각적 증상이 나타남

③ 과학마사지 중요 포인트

- **손등1골간**(합곡) - 노신경(요골신경)
- **발등1골간**(태충) - 깊은종아리신경(심비골신경)

- **마루**(백회) – 뇌신경의 머리신경
- **눈썹머리**(찬죽) – 도르레위신경, 눈확위신경
- **코옆**(영향) – 얼굴신경, 삼차신경
- **턱밑**(염천) – 삼차신경, 얼굴신경, 혀인두신경, 미주신경, 혀밑신경, 가로목신경 → 중추신경 및 내장반사작용에 영향
- **심장**(전중) – T1~5번 양쪽 신경 앞가지 지배
- **위**(중완) – T7번(T6~9번 포함) 신경 앞가지, 교감신경과 부교감신경 이중지배
- **배꼽옆**(천추) – T10~11번 신경 피부분절
- **소장**(관원) – T12번 신경
- **자궁**(중극) – L1번(T9~L3번 포함) 신경
- **발** : 발 반사구 – 위, 췌장, 십이지장
- **하지** : 전경골근, 비복근, 넙치근, 대퇴(직, 내외측광근)부
- **상지** : 상완이두근, 상완삼두근
- **등** : 견갑골 주위

제 11 장

건강생활실천

– 대체의학을 활용한 생활습관병관리 –

과학이 발달하고 생활이 편리해질수록 현대인이 이겨내야 하는 질병도 점점 다양해지고 있는 가운데, 수많은 질병 속에서 사람들이 병원에 가야 할 경우도 더 많아지지만, 되도록 병원에 안 갔으면 하는 것이 많은 사람들의 바램입니다. 이제 한 가지 질병에 양약이나 한방의 한 가지 요법만을 적용하던 시디는 이미 지났다고 봐야 합니다. 자신에게 가장 알맞은 여러 가지 요법을 적절히 병행할 때 질병이 나을 확률도 더 높아집니다.

이에 대체의학의 다양한 건강관리방법 중 일상의 생활 속에서 간편하게 실천할 수 있는 식이요법과 반사요법, 척추 연동요법과 마사지테라피 등을 활용하여 대표적인 생활습관병인 고혈압과 당뇨, 기관지염, 소화불량, 비만과 요통에 대한 개요와 치유방법을 제시하였습니다.

1 고혈압(hypertension)

1) 정의

혈압이란 혈액이 혈관 벽에 가하는 힘을 말하는데, 혈압을 읽을 때에는 수축기 혈압(최고혈압)과 확장기 혈압(최저혈압)으로 나누어서 읽습니다. 수축기 혈압은 심장이 수축하면서 혈액을 내보낼 때 혈관에 가해지는 압력이고, 확장기 혈압은 심장이 확장(이완)하면서 혈액을 받아들일 때 혈관이 받는 압력입니다. 고혈압은 18세 이상의 성인에서 수축기 혈압이 140mmHg 이상이거나 확장기 혈압이 90mmHg 이상인 경우를 말합니다.

다음은 미국 국립보건원의 고혈압의 예방, 발견, 평가 및 치료에 관한 합동위원회 제7차 보고서에 나온 혈압의 분류와 2007년 유럽 심장 학회(ESC)와 유럽 고혈압 학회(ESH) 가이드 라인에 의한 혈압의 기준입니다.

① **정상혈압** : 수축기 혈압 120mmHg 미만이고 확장기 혈압 80mmHg 미만

② **고혈압 전단계** : 수축기 혈압 120~139mmHg 이거나 확장기 혈압 80~89mmHg

③ **1기 고혈압**(경도 고혈압) : 수축기 혈압 140~159mmHg 이거나 확장기 혈압 90~99mmHg

④ **2기 고혈압**(중등도 이상 고혈압) : 수축기 혈압 160mmHg 이상이거나 확장기 혈압 100mmHg 이상

2) 원인

고혈압의 90~95% 정도는 원인 질환이 발견되지 않는 본태성(일차성) 고혈압이며 본태성 고혈압이 생기는 근본 이유는 명확하지 않으나, 심박출량(심장이 한 번 수축할 때마다 뿜어대는 혈액량)의 증가나 말초 혈관저항의 증가에 의한 것으로 알려

지고 있습니다. 여기에서 심박출량의 증가와 혈관저항의 증가가 생길 수밖에 없는 이유는 무엇일까? 만약 호스에 이물질이 끼어 물이 잘 흐르지 않으면 어떤 조치를 취할까? 가는 막대기를 넣어 막힌 부위를 뚫거나 물을 세게 틀어 물의 압력으로 이물질을 제거하려고 할 것입니다. 우리 몸의 혈관도 이와 똑같습니다. 혈관에 이물질이 끼어 막혀 있기 때문에 피가 압력을 높여서라도 혈관을 통과하려고 드는 것입니다. 이때 피는 스스로 압력을 높일 수 없기 때문에 심장이 피를 세게 뿜어주게 됩니다. 그렇다면 혈관에 끼는 이물질은 무엇일까? 고혈압의 원인이 콜레스트롤이라는 사실은 누구나 알고 있습니다. 콜레스트롤은 무겁기 때문에 보통 혈액과 함께 흐르지 못하고 혈관 벽에 쌓이게 되는데 혈관 벽 곳곳에 이렇게 쌓인 콜레스트롤이 늘어나면 딱딱하게 굳어서 혈관을 막아버리는 것입니다. 이처럼 콜레스트롤이 혈관을 막는 증세를 동맥경화증이라고 합니다. 혈관 벽에 콜레스트롤이 쌓이면 혈관 자체가 유연성을 잃게 되고 동맥경화증으로 혈관이 좁아지거나 아예 막히면 혈액은 통과하기 어려워지는데 심장은 계속 피를 뿜어 혈압을 높이므로 아예 혈관이 터져 버립니다. 이 현상이 뇌혈관에서 일어나면 뇌졸중 즉 중풍이 되는 것입니다. 그렇다면 심장은 안전할까? 막힌 혈관을 뚫어서라도 각 장기와 세포에 혈액을 보내주기 위하여 심장은 계속 뿜는 힘을 높이게 되는데 이렇게 되면 심장이 지치고 견디다 못한 심장세포들이 죽기 시작하면 이제 심근경색이 일어나는 것입니다. 심근경색은 세포들이 죽은 자리에 섬유질이 들어차면서 심장이 딱딱하게 굳는 것을 말합니다. 심근경색이 되면 심장의 유연성이 떨어지므로 약간의 충격이나 운동에도 심장이 멈춰버리는 심장마비 현상을 일으키게 되는 것입니다. 이처럼 콜레스트롤 과다섭취로 혈관이 막힘으로써 일어날 수 있는 질병은 아주 다양하고 치명적입니다. 따라서 고혈압은 심장이 아니라 혈관의 문제인 것입니다. 그런데 콜레스트롤을 많이 섭취하지 않는데도 고혈압이 되는 사람들이 있습니다. 심인성에 의한 고혈압인 셈인데 성격이 급하고 쉽게 흥분하는 사람일수록 고혈압이 될 가능성이 높습니다. 우리 몸에는 교감신경과 부교감신경이 있는데 교감신경에는 흥분을 도와주는 아드레날린이 분비되고, 부교감신경에서는 반대로 억제를 도와주는 아세틸콜린이 분비되는데 이 아드레날린이라는 물질이 바로 심장박동수를 높여 혈압을 올리는 역할을 합니다. 그래서 화가 나고 흥분하면 심장박동이 빨라지면서 혈압이 오르는 것입니다. 반대로 아세틸콜린이 많이 분비되면 심장박동수가 떨어지면서 저혈압이 됩니다. 따라서 자주 화를 내고 급한 성격을 자제하지 못하면 부교감신경보다는 교감신경이 자주 자극을 받게 됩니다. 즉 아드레날린 분비는 잘되지만 아세틸콜린 분비는 잘 안 되는 사람이 되는 것입니다. 이처럼 늘 아드레날린을 분비시키는 생활을 하는 사람이 혈관까지 유연하지 못하면 고혈압으로 인한 각종 질병에 시달리는 것입니다.

고혈압과 관련된 위험인자로는 음주, 흡연, 고령, 운동부족, 비만, 짜게 먹는 식습관, 스트레스 등 심리적 및 환경적 요인 등이 있습니다. 가족적인 성향이 있어서 부모가 모두 고혈압 환자인 경우는 자녀의 80%가 향후 고혈압 환자가 될 수 있으며, 부모 중 한쪽이 고혈압 환자이면 자녀의 25~50%가 고혈압 환자가 될 수 있습니다.

고혈압의 나머지 5~10% 정도는 신장 이상이나 혈관 이상, 부신 질환, 갑상선 질환 등으로 혈압이 높아지는 이차성 고혈압입니다. 이차성 고혈압의 경우에는 원인 질환을 찾아 치료하면 혈압이 정상화됩니다.

3) 증상

고혈압은 합병증이 없는 한 증상이 거의 없습니다. 그래서 고혈압을 '조용한 살인자'라고 합니다. 뒷머리가 당긴다거나 어지럽다는 증상을 호소하는 경우도 있지만 개인에 따라 달라서 혈압이 아무리 높아도 증상이 없는 사람이 있는가 하면 혈압이 조금만 올라도 두통 같은 증상을 바로 보이는 사람도 있습니다. 그러므로 증상에 따라 고혈압을 진단하거나 치료하는 것은 아닙니다. 따라서 고혈압을 조기에 찾아내기 위해서는 혈압을 정기적으로 측정하는 것이 무엇보다 중요합니다. 많은 환자들이 두통이 있거나 현기증이 나고 가슴이 뛰는 증상이 있어야만 혈압이 높다고 생각하는데 이것은 잘 못된 생각입니다. 실제로 고혈압 환자가 호소하는 후두통은 많은 경우에 혈압이 올라가서가 아니라 스트레스에 의해 후두근육이 긴장되어 나타나게 되며, 실제로 수축기 혈압이 200mmHg 이상 심하게 올라가더라도 아무런 증상이 없는 경우가 많습니다. 그러나 고혈압으로 인하여 말초장기가 손상되게 되면 이로 인하여 여러 가지 증상이 나타나게 됩니다. 고혈압으로 인해 뇌출혈이 발생하면 심한 두통과 구토

증상이 나타나고 심하면 의식을 잃고 사망하게 됩니다.

또한 혈압이 갑자기 심하게 올라가게 되면 뇌부종, 심부전증, 신부전증 등이 나타날 수 있으며, 이를 고혈압성 발증(hypertensive crisis)이라고 부르며 신속하게 치료하지 않으면 곧 사망하게 됩니다. 이외 고혈압은 심부전증, 관상동맥질환, 대동맥박리, 신장질환 등 각종 심혈관계 합병증을 일으킬 수 있으며 이로 인하여 여러 가지 증세를 나타낼 수 있습니다.

4) 예방 및 치유

고혈압은 심혈관질환과 뇌졸중의 주요 위험요인이므로 생활습관 개선과 함께 필요시 약물을 복용한 여러 가지 방법들을 병용하는 것이 더 큰 효과를 기대할 수 있습니다. 비만과 혈압은 관련이 깊으며 대부분의 고혈압 환자에서 5kg 정도의 체중 감량 시 수축기 혈압과 이완기 혈압 모두 감소되는 것으로 알려져 있습니다. 특히 약물치료를 하는 고혈압 환자라도 체중감량이 약물치료를 용이하게 해 주므로 체중감량을 위한 노력이 필요합니다.

(1) 고혈압 식이요법

혈관의 탄력을 강화하고 고지혈증을 억제하며, 항혈전작용을 하는 성분이 함유된 식품을 섭취합니다.

① 칼륨성분이 많이 함유된 식품이 좋은데 채소, 과일, 씨앗, 바나나, 호박, 감자 등이 있고 조, 토란, 귀리가 아주 좋습니다.

② 푸른잎 채소, 싱싱한 과일, 수박, 익힌 마늘이 좋습니다.
마늘은 건위, 살균, 항암, 이뇨, 자궁수축, 동맥경화예방, 피부염증 등에 두루 쓰이는데, 토종 밭 마늘을 껍질 채로 구워서 따뜻할 때 껍질 벗겨 하루 5통 이상 죽염에 찍어먹으면 마늘 속에 많이 함유되어 있는 셀레늄 등이 심장근육과 혈관(관상동맥)을 강화합니다.

③ 당근, 시금치, 파슬리, 양파, 밀감류, 포도의 생즙이 혈관을 강화합니다.

④ 콩, 씨앗, 강낭콩에는 아르기닌이라는 아미노산이 있어서 신장기능을 강화하므

로 고혈압성 신장질환에 좋습니다.

⑤ 감과 감잎에는 떫은맛을 내는 탄닌이라는 성분이 있는데 이 성분이 혈압을 내리는 작용을 합니다. 적극적으로 혈압을 내리게 하려면 감잎차를 마시고, 혈압이 갑자기 높아졌을 때는 감즙두유를 마십니다. 감즙두유를 만들려면 말랑말랑한 감 1개를 적당한 크기로 잘라 믹스기에 같은 양의 두유를 넣고 갈아서 마시면 됩니다.

⑥ 쑥갓에는 모세혈관을 넓히고 혈압을 내려주는 마그네슘 성분이 풍부하고, 가열하지 않은 쑥갓 생즙을 즉시 마시면 좋습니다.

⑦ 고혈압일 때는 당근을 100g 정도 생즙을 만들어 하루에 세 번 마십니다. 고혈압을 악화시키는 변비가 있을 때에는 당근생즙에 두유를 넣어 주스를 만들어 먹습니다.

⑧ 싱싱한 샐러리는 본태성 고혈압에 효과가 뛰어난데, 샐러리로 즙을 내어 약간의 꿀을 섞어 1회 두 컵씩 하루에 3회 복용합니다.

⑨ 팥은 플라보노이드가 많이 함유되어 있어서 혈관을 강화하여 고혈압의 예방과 치료에 좋습니다.

⑩ 신선초는 비타민 A, B_1, B_2, Bxii, C, D, 칼슘, 철, 유기산, 플라보노이드, 사포닌, 아미노산이 풍부하고, 혈관의 탄력을 강화하는 식물영양소가 함유되어 있어서 고혈압의 예방에 좋으므로 매일 즙을 내어 한 컵씩 마십니다.

⑪ 솔잎, 케일은 혈관을 강화하여 고혈압을 예방/치료하므로 매일 즙을 내어 신선초와 번갈아서 한 컵씩 마십니다.

⑫ 커피의 카페인 성분이 아드레날린 분비를 촉진시키는 역할을 하며, 간에 저장된 글리코겐을 포도당으로 바꾸는 역할도 한다는 사실이 최근 밝혀짐에 따라 다량의 커피를 마시는 것은 심장박동에 장애를 가져올 수 있으므로 자제하거나, 카페인을 제거한 커피를 하루에 두잔 이하로 제한합니다.

⑬ 많은 양의 알코올 섭취는 혈압을 상승시킬 수 있으므로 치료 초기에는 금주를 하고 허용하더라도 맥주 1~2캔, 소주 1~2잔, 포도주 120~140cc정도로 제한합니다.

⑭ 고혈압성 심혈관질환이 있는 비만자는 체중부터 줄여야 합니다. 하루 섭취 칼로리를 1000~1200칼로리로 제한합니다.

⑮ 술, 소금과 자극성 향신료, 겨자 등도 피합니다(아홉 번 구운 죽염은 무관).

⑯ 심장과 신장의 부담을 줄이기 위해 수분의 섭취를 적절히 제한하는 것이 좋습니다.

⑰ 카페인이 많은 홍차, 커피, 초콜릿 등은 혈관을 수축시키므로 섭취를 금합니다.

⑱ 과식하면 식후 일시적으로 혈압이 오를 수 있으므로 주의합니다.

⑲ 단백질은 충분히 섭취하되 동물성단백질은 신장에 부담을 주므로 고혈압성 신장 질환에는 금합니다.

⑳ 염분을 많이 섭취한 경우에는 물을 많이 마셔서 소변을 통해 배출합니다.

㉑ 동물성지방은 콜레스테롤이 들어있으므로 되도록 줄이고 식물성지방의 섭취를 늘립니다.

㉒ 영양보조요법 : 혈관을 강화하고 심근의 기능을 강화하는 마그네슘이 함유된 해조류 제제와 혈관 평활근을 강화하는 자라 단백식품 제제와 키토산 제제가 좋습니다. 만약 콜레스테롤 수치가 높으면 콜레스테롤을 저하시키는 홍국발효제제 또는 레시틴을 복용합니다.

(2) 귀 반사요법

귀를 자극하여 혈압을 떨어뜨리고, 혈액 순환을 도우며, 모세혈관을 튼튼하게 하면서, 순환기계의 합병증을 예방할 수 있습니다. 기본반응구역인 신문, 교감, 내분비,

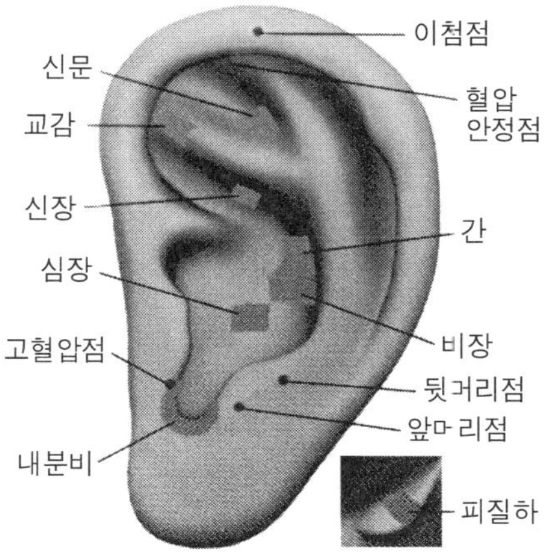

그림 11-1. 고혈압 예방을 위한 귀 반사요법

피질하를 자극하고, 상응반응점/구역인 심장구역, 뒷머리점, 앞머리점, 신상선점, 고혈압점을 자극하거나 해당부위에 기통석을 부착하면 좋은 효과를 볼 수 있습니다.

(3) 발 반사요법

발을 충분히 이완시키고 마사지한 후 기본반사구인 부신, 신장, 수뇨관, 방광, 요도의 반사구를 자극한 후 관련 반사구인 소뇌, 삼차신경, 대뇌, 목, 부갑상선과 심장 등의 반사구를 자극하고 각 2~3분씩 힘주어 주무릅니다.

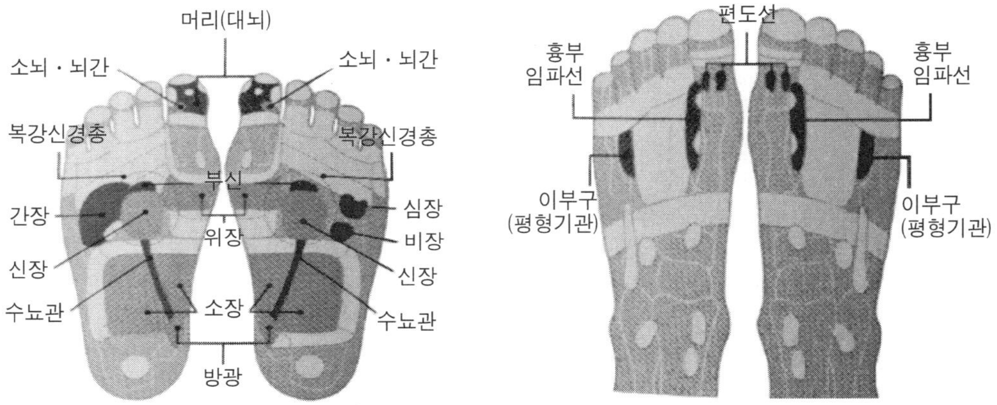

그림 11-2. 고혈압 예방을 위한 발 반사요법

(4) 고혈압의 생활요법

① 과격한 운동, 무거운 것 들기 등은 피합니다.

② 가벼운 산책부터 시작해서 조금씩 운동량을 늘립니다.

③ 비만인 경우에는 심장에 부담을 주므로 체중을 조절해야 합니다.

④ 비만인 사람은 정상인보다 고혈압발생률이 세 배나 높을 뿐이 아니라 심장질환 발병률도 높기 때문에 단계적으로 체중을 줄이는데 한 달에 2kg 정도 감량하는 것이 적당합니다.

⑤ 마른사람은 항상 표준체중을 유지합니다.

⑥ 알코올은 심박수와 수축기 혈압을 증가시켜 갑작스런 사망을 초래할 수 있으므로 가능한 한 적게 마시고, 흡연을 하면 심장순환계에 대한 위험이 3배 증가되

고 혈압이 갑자기 상승할 수 있으므로 금연합니다.

⑦ 현대의학에서의 고혈압은 단지 조절할 수 있을 뿐 치료되지 않고 지속적으로 약을 복용하는 것이 필수적이므로 증상이 없다고 환자 임의로 복용을 중단하면 안 됩니다.

⑧ 불가능한 일은 빨리 체념하고 스트레스를 축적시키지 않습니다.

⑨ 뜨거운 목욕이나 오랜 시간 동안의 목욕은 피합니다.

⑩ 추운 방이나 너무 두꺼운 이불은 피합니다.

⑪ 강한 자극은 피하고, 외도를 하지 않습니다(이는 상대방이 배우자 이외의 관계).

(5) 고혈압의 연동요법

연동요법으로 척추와 골반을 교정한 후 다음의 마사지와 체조를 실시합니다.

① 가슴, 복부 마사지

② 발목 굴신

③ 무릎굽혀 상하, 좌우 흔들기, 연동 스트레칭

④ 다시 상하 흔들기, 새우운동 만세

⑤ 윗몸일으키기

⑥ 다리들고 단전치기

⑦ 허리들기

⑧ 팔 다리들고 흔들기 / 손 발뼉 치기

⑨ 경추 등배 좌우연동

2 당뇨병(diabetes mellitus)

1) 정의

당뇨병은 인슐린의 분비량이 부족하거나 정상적인 기능이 이루어지지 않는 등의 대사질환의 일종으로, 혈중 포도당의 농도가 높아지는 고혈당을 특징으로 하며, 고혈당으로 인하여 여러 증상 및 징후를 일으키고 소변에서 포도당을 배출하게 됩니다.

2) 원인

당뇨병은 제1형과 제2형으로 구분되는데, 제1형 당뇨병은 '소아당뇨'라고도 불리며, 인슐린을 전혀 생산하지 못하는 것이 원인이 되어 발생하는 질환이다. 인슐린이 상대적으로 부족한 제2형 당뇨병은 인슐린 저항성(insulin resistance ; 혈당을 낮추는 인슐린 기능이 떨어져 세포가 포도당을 효과적으로 연소하지 못하는 것)을 특징으로 한다. 제2형 당뇨는 식생활의 서구화에 따른 고열량, 고지방, 고단백의 식단, 운동 부족, 스트레스 등 환경적인 요인이 크게 작용하는 것으로 보이지만, 이 외에 특정 유전자의 결함에 의해서도 당뇨병이 생길 수 있으며, 췌장 수술, 감염, 약제에 의해서도 생길 수 있습니다.

3) 증상

약한 고혈당에서는 대부분의 환자들이 증상을 느끼지 못하거나 모호해서 당뇨병이라고 생각하기 어렵습니다. 혈당이 많이 올라가면 갈증이 나서 물을 많이 마시게 되고, 소변량이 늘어 화장실을 자주 가게 됩니다. 또한 체중이 빠지게 되며 오랜 기간 고혈당 상태가 유지되면 신체에서 여러 합병증이 발생하는데, 대표적인 것이 망막병증(실명할 수 있음), 신기능장애(신기능 저하로 심할 경우 투석이 필요함), 신경병증(저림, 통증)이고, 심혈관계 질환의 위험이 높아지게 됩니다.

4) 예방 및 치유

갑자기 몸 안에서 인슐린이 부족하게 되면 급성 합병증이 생길 수 있습니다. 급성 합병증은 당뇨병성 케톤산증(diabetic ketoacidosis)과 고혈당성 고삼투압 증후군(hyperglycemic hyperosmolar syndrome)으로 즉각적인 치료가 필요하며, 적절히 치료하지 않을 경우 치명적입니다. 심한 경우 의식을 잃을 수 있고 사망에 이를 수도 있습니다. 만성 합병증으로는 미세혈관질환 합병증으로 망막병증, 신장병증, 신경병증 등이 있고, 대혈관질환 합병증으로는 관상동맥질환, 말초동맥질환, 뇌혈관질환 등이 있습니다. 생활습관 교정을 통해서 체중을 5~7% 줄이게 되면 일부는 제2형 당뇨병의 발병을 늦추거나 예방할 수 있습니다. 100% 예방하는 것은 아니지만 가장 믿을 만하고 부작용이 없는 방법이므로 적극 권장됩니다.

자신이 느끼는 증상만으로 혈당을 조절하는 것은 위험하며, 반드시 자가 혈당 측정기를 통해서 상태를 정확히 파악해야 하며 개개인에 따라 다르지만, 체중을 줄이기 위해 칼로리 제한이 필요하고, 적절한 운동 역시 반드시 필요합니다. 지방을 적게 먹는 것이 좋습니다.

(1) 당뇨의 식이요법

경증의 당뇨병은 식이요법만으로도 치유될 수 있으며, 정도가 심하여 인슐린이나 혈당 강하제와 같은 약물치료를 받더라도 적절한 식이를 하지 않으면 당뇨병은 완치될 수 없습니다. 이처럼 식이요법은 혈당 조절에 매우 중요하므로 환자의 상태와 생활 형태에 맞는 식단을 계획하고 조절하는 것이 절대적으로 필요합니다. 섬유질 섭취를 충분히 하여 당분이 조금씩 섭취되도록 하며, 췌장의 인슐린 분비를 촉진하고, 세포의 당대사를 촉진하는 성분이 함유된 식이요법을 합니다.

① 총섭취열량은 표준체중을 기준으로 30~35kcal/kg/day로 정하고, 활동량에 따라서 다시 조절합니다. 즉 체중이 70kg인 사람은 2100kcal 정도를 섭취해야 합니다. 총 열량은 각 식사에 균등하게 배분하고 복용약물의 작용시간에 맞게 섭취합니다. 총섭취열량의 구성비는 단백질은 15~22%, 탄수화물은 55~60%, 지방은 20~25%로 섭취하는데, 특히 불포화지방산의 섭취를 늘리고 하루 콜레스테롤 섭취량을 450mg 이하로 제한합니다.

② 포화지방과 콜레스테롤은 심장 혈관계 합병증을 유발하기 쉽습니다. 포화지방은 실온에서 고체로 굳어지는 기름의 형태로 버터, 육류에 많으므로 육류의 기름은 조리하기 전이나 식사하기 전에 모두 제거하는 대신 액체 형태의 식물성 기름(참기름, 들기름, 콩기름 등)은 허용 한도 내에서 사용합니다.

③ 비타민, 미네랄은 부족하지 않게 섭취하고 특히 비타민 B1은 탄수화물의 완전 이용에 필요하므로 정제한 쌀 대신 비타민 B1이 많은 현미밥을 먹는 것이 필수적입니다.

④ 식사를 거르면 하루에 세 끼 식사가 두 끼로 되어 그 만큼 1회 섭취량이 많아지므로 혈당이 현저히 상승하여 당뇨를 촉진하게 됩니다. 생식을 포함 식사는 하루에 세 번 규칙적으로 합니다.

⑤ 섬유소는 단당류의 흡수를 지연하여 식사 후 혈당의 급격한 상승을 억제하여 환자의 만족감을 더해주고 혈중 콜레스테롤치를 낮춰주므로 섬유질을 충분히 섭취하는 것이 좋습니다. 섬유소는 완전곡류, 채소류, 과일 등에 많이 포함되어 있으므로 흰밥보다는 잡곡밥을, 과일주스보다는 생과일을, 채소즙보다는 채소 형태 그대로 섭취하는 것이 좋습니다.

⑥ 식물성 단백질인 콩과 잡곡, 해조류, 야채, 멸치 등을 주로 섭취합니다.

⑦ 오이, 흰콩, 양파, 익힌 마늘, 해조류, 생고구마, 유제품을 많이 먹습니다.

⑧ 크롬, 마그네슘과 같은 미량원소가 충분히 함유된 물을 마시는 것이 좋습니다.

⑨ 완두콩깍지가 당뇨를 조절하므로 하루 세 번 완두콩깍지차를 마십니다.

⑩ 섬유소가 적고 당질이 많은 수박과 포도는 섭취를 금합니다.

⑪ 당뇨병이 있는 사람은 자주 갈증을 느껴 물을 많이 마시게 되는데, 이런 증세가 있을 때에는 모시조개로 만든 된장찌개나 모시조개탕을 싱겁게 간을 하여 먹습니다. 또 피로가 느껴질 때에는 간에 효과가 있는 부추를 함께 넣어 국물을 끓여 먹으면 간기능을 강화하여 당대사를 촉진합니다.

⑫ 두릅은 싹에서부터 가지, 나무껍질, 뿌리껍질에 이르기까지 모든 부분에 혈당을 내려주는 약효가 있습니다. 그 중에서도 뿌리의 껍질 부분은 약효가 더 뛰어난데, 이 뿌리껍질을 달인 물을 하루에 세 번 마시면 혈당을 내리는 데 효과가 큽니다. 봄철 싹이 나기 전의 뿌리를 캐서 잘 씻은 다음 두릅뿌리 껍질 50g에 물 2컵 반을 붓고 달여 양이 반으로 줄면 이것을 하루 분으로 하여 따뜻하게 해서 먹습니다.

⑬ 시금치 100g 정도씩을 매일 섭취하면 비타민 A의 하루 필요량을 공급받을 수 있을 뿐만 아니라 당뇨로 인해 발생하는 끊임없는 갈증의 해소에도 좋습니다.

⑭ 돼지 췌장은 신장의 기능을 강화하여 소변에 당이 섞여 나오는 당뇨병에 효과를 나타냅니다. 여기에 혈당을 내려주는 옥수수 수염을 함께 달여 탕으로 마시면 당뇨병 치료에 효과가 좋은데, 돼지 췌장 1개에 옥수수 수염 30g을 넣고 푹 삶아서 먹습니다.

⑮ 보리밥이나 잡곡밥은 쌀밥보다 섬유소가 많아 당의 흡수를 지연시키고 공복감을 덜어주는 역할을 하여 쌀밥을 먹는 것보다 혈당을 조절하는데 도움이 됩니다. 그러나 잡곡밥도 적절한 양을 먹는 것이 가장 중요하므로 쌀밥과 동일한 양을 먹어야 합니다.

⑯ 보리와 보리 새싹은 비타민 B1, B2, B6, 미네랄, 판토텐산, 고용량의 칼슘, 철분, 필수아미노산 전부, 클로로필, 플라보노이드, 비타민 B12, 비타민 C, 다량의 미네랄, 효소 등을 함유하고 있어서 영양의 공급이 풍부하여 세포의 당대사를 촉진하고, 췌장염, 위와 십이지장의 트러블 등에 항염작용을 합니다.

⑰ 버섯에 많이 함유된 베타글루칸이 당뇨를 예방합니다.

⑱ 검은콩은 라이신, 비타민 B군, 트리테로페노이드 사포닌, 아스파라긴산, 플라보노이드, 효소, 리놀렌산, 미네랄이 풍부하게 함유되어 있어서 혈관을 튼튼하게 하고, 혈당을 조절하므로 생콩을 식초에 담갔다가 하루에 20알 정도 하루에 3번 복용하든가, 날콩가루를 내어 한 숟가락씩 하루에 세 번 섭취하면 좋습니다.

⑲ 우엉은 식물성 섬유, 철분, 비타민 C, 칼슘, 칼륨이 풍부하고 식물성 섬유가 많아서 변통을 촉진하고 당뇨를 조절하므로 우엉 삶은 물을 차처럼 마시면 좋습니다.

⑳ 솔잎은 단백질, 지방, 당분, 섬유질, 칼슘, 인, 철, 나트륨, 비타민 A, B1, B2, C가 풍부하고, 단백질은 일반 곡식에 함유된 단벅질의 조성보다 우수하며, 아미노산 중 글루탐산이 가장 많이 함유되어 있어서 당뇨를 조절합니다. 솔잎에 물을 넣고 믹서에 갈아서 하루에 반 컵 정도 마십니다.

㉑ 가공식품은 췌장의 기능을 저하시키므로 섭취를 제한하고 자연식품을 섭취한다. 생야채, 생과일을 많이 섭취합니다.

㉒ 콜레스테롤은 달걀 노른자, 오징어, 낙지, 게, 새우, 굴, 명란젓 등에 1~2회 정도로 제한합니다.

㉓ 외식은 자칫하면 열량이 높고 영양적으로 불균형이 되기 쉬우므로 하루 두 번

이상 외식은 하지 않도록 합니다.

㉔ 혈당을 갑자기 높이는 흰쌀밥, 흰밀가루, 설탕, 기름진 음식, 과음, 과식은 피합니다.

㉕ 간식으로는 설탕이 많이 든 식품인 꿀, 시럽, 잼, 케이크, 파이, 청량음료 등을 금한다. 음식을 조리할 때도 단맛을 내기 위해서는 설탕이나 꿀 대신 인공감미료(그린스위트, 화인스위트)를 사용할 수 있으며, 조리시 양파즙을 이용하면 단맛을 낼 수 있습니다.

㉖ 화학조미료, 가공식품, 간장, 된장, 고추장, 젓갈, 김치 등에 많이 함유된 소금이 고혈압을 유발하여 합병증을 쉽게 일으키게 할 수 있으므로 되도록 싱겁게 먹습니다.

(2) 귀 반사요법

기본반응구역인 신문, 교감, 내분비, 피질하를 자극하고, 상응반응점/구역인 신장, 췌담, 위, 갈점을 자극하거나 해당부위에 기통석을 부착하면 자연적인 혈당 조절 능력을 강화하고, 혈액순환을 촉진시키는 등 장기기능의 정상화로 혈당을 낮추는 데 도움을 줄 수 있습니다.

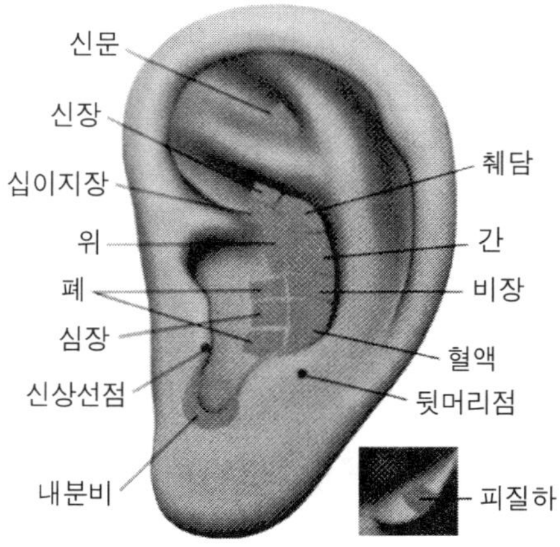

그림 11-3. 당뇨 예방을 위한 귀 반사요법

(3) 발 반사요법

발을 충분히 이완시키고 마사지한 후 기본반사구인 부신, 신장, 수뇨관, 방광, 요도의 반사구를 자극한 후 관련 반사구인 뇌하수체, 췌장, 위, 십이지장, 간, 담낭, 좌골신경, 부 갑상선, 상반신 임파선, 하반신 임파선 등의 반사구를 자극하고 각 2~3분씩 힘주어 주무릅니다.

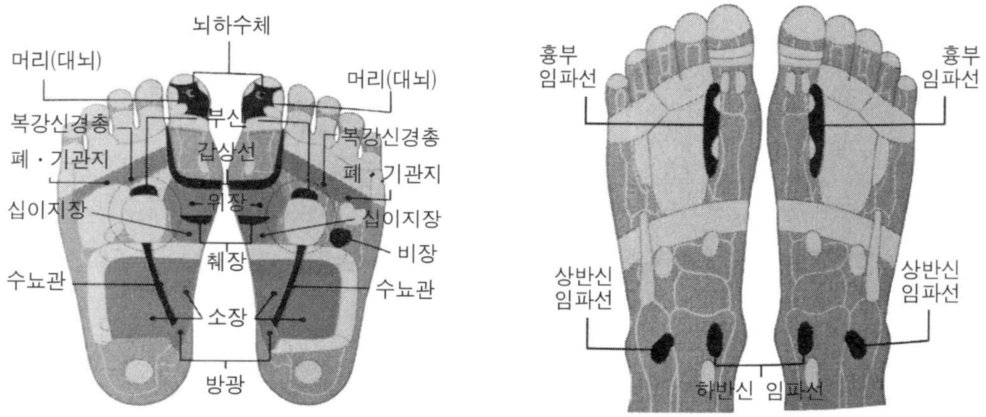

그림 11-4. 당뇨 예방을 위한 발 반사요법

(4) 당뇨의 척추 연동요법

연동요법으로 척추와 골반을 교정한 후 다음의 마사지와 체조를 실시합니다.

① 가슴, 복부 마사지

② 발목 굴신

③ 무릎굽혀 상하, 좌우 흔들기, 연동 스트레칭

④ 다시 상하 흔들기, 새우운동

⑤ 윗몸일으키기

⑥ 다리들고 단전치기

⑦ 허리들기

⑧ 팔 다리들고 손 발뼉 치기

⑨ 경추 등배 좌우 연동

3 기관지염(chronic bronchitis)

1) 정의

만성 기관지염이란 2년 연속, 1년에 3개월 이상 가래가 있고 기침이 지속되는 질환입니다. 그러나 만성 기관지염 외의 다른 폐질환 또는 기도 질환에서도 가래가 있는 기침이 장기간 지속될 수 있기 때문에 만성 기관지염을 진단하기 위해서는 먼저 다른 폐질환 또는 기도 질환이 없는지 검사해 보아야 합니다.

2) 원인

만성 기관지염은 폐기종과 질병의 발생 기전 및 질병의 경과가 유사하여 이 두 질환을 한데 묶어 만성 폐쇄성 폐질환이라는 질환군으로 분류합니다. 흡연, 대기 오염, 직업적 노출 등의 자극이 기관지 손상을 일으킬 수 있으며 이로 인해 만성 기관지염이 발병하는 것으로 추정하고 있습니다.

3) 증상

만성 기침, 가래, 운동 시 호흡 곤란이 주증상입니다. 가래는 대개 하얀색이나 약간의 노란색을 띄는 점액성이며 아침에 많이 나오는 경향이 있습니다. 병이 진행할 경우 비교적 수개월에서 수년에 걸쳐 서서히 호흡 곤란이 심해져 약간의 활동에도 호흡곤란을 느끼게 됩니다.

또한 만성 폐쇄성 폐질환의 특징인 급성 악화가 있을 수 있는데 급성 악화 시에는 수 시간에서 수일 사이 호흡곤란이 빠르게 악화되고 가래의 양이 늘어나거나 가래의 성상이 점액성에서 화농성으로 변하면서 진한 노란색이나 푸르스름한 색을 띠게 되고 점도가 높아져 뱉어내기 힘들어집니다.

4) 예방 및 치유

만성 기관지염을 유발할 뿐 아니라 악화시킬 수 있는 위험 요인을 제거해야 합니다. 흡연자의 경우 금연하도록 하며, 직업적으로 미세 먼지나 화학 물질에의 노출이 의심되는 경우 더 이상 노출되는 것을 막도록 합니다. 또한 독감 예방 접종과 폐렴 예방 접종을 통해 급성 악화의 원인이 되는 기도 감염을 예방하는 것이 중요합니다.

기침, 가래와 함께 일상생활에 장애를 주지 않을 정도의 가벼운 호흡곤란만 있는 질병 초기에는 기침을 억제하고 가래를 묽게 하여 잘 뱉어내게 하는 약을 복용하고 호흡곤란이 급성으로 악화될 때에만 일시적으로 기도 확장제를 흡입하도록 합니다. 질병이 진행하면 호흡곤란이 심해지게 되므로 이 시기에는 증상의 중증도에 따라 각각 다른 기전으로 기도를 확장시켜 줄 수 있는 흡입제를 1~3 종류를 사용하고 경구약 또한 복용할 필요도 있습니다. 질병이 더 진행하여 안정 시에도 호흡곤란을 느끼고 저산소증이 오게 되면 가정 산소 요법을 시행합니다.

(1) 기관지염 식이요법

기관지염의 식이요법 치료를 위해서는 기관지의 면역력을 강화하고, 항균, 항염작용 성분이 있는 식품을 섭취합니다(박영순, 2010).[1)]

① 이 질환은 기침과 염증반응 때문에 에너지 소모가 많으므로 고농축 에너지 식품, 특히 면역력 증강작용이 있는 아미노산 제품을 섭취하는 것이 좋습니다.
② 적절하게 간식을 먹는데, 특히 취침 전에 간식을 먹어서 에너지를 축적하는 것이 좋습니다.
③ 호흡이 촉박할 때에는 부드러운 유동식이 좋습니다.
④ 식욕부진이 있으면 저지방의 찬 식품을 공급합니다.
⑤ 감염과 발열 시에는 고단위 비타민 C와 비타민 B 복합제의 섭취를 권장합니다.
⑥ 야채주스와 과일주스를 항시 복용하여 면역력 증강작용이 있는 비타민과 미네랄을 보충합니다.

1) 박영순(2010), 『기적의 건강 식이요법』, 건강생활사

⑦ 식사할 때 양파와 마늘을 많이 먹으면 좋은데, 이들 음식은 유황이 함유되어 있어서 항균작용을 합니다. 또 인체에서 염증물질을 만드는 효소인 리폭시게나제라는 효소의 작용을 억제하는 퀘르세틴이라는 성분도 있습니다.

⑧ 기관지의 건조를 예방하기 위하여 따뜻한 야채국물이나 물을 많이 마십니다.

⑨ 설탕, 우유, 치즈 등은 가래가 많이 생기게 하고, 양배추, 콩 등도 가스가 많이 생기게 하므로 피하는 것이 좋습니다.

⑩ 체력 강화를 위해 양질의 단백질 식품, 자라제품, 영양효모제품 등을 섭취합니다.

⑪ 수분을 많이 섭취하고 콩나물국, 야채국, 신선한 과일즙과 야채즙을 많이 섭취하여 함유된 비타민 C로 면역력을 높이고, 가래 배출을 쉽게 합니다.

⑫ 매일 신선한 파인애플을 먹으면 소염작용을 하여 빨리 낫습니다.

⑬ 유리기(유해활성산소와 항산화제)가 염증을 악화시키므로 유리기를 처리하는 항산화제가 함유된 종합 비타민 제제를 꾸준히 복용하는 것이 좋습니다.

⑭ 지나치게 과식하면 호흡곤란이 심해지므로 과식을 피합니다.

(2) 귀 반사요법

기본반응구역인 신문, 교감, 내분비, 피질하를 자극하고, 상응반응점/구역인 폐, 기관 및 기관지, 대장, 편도선, 인후점을 자극하거나 해당부위에 기통석을 부착하면 호흡이 편안해지는 느낌이 들며 좋은 효과를 볼 수 있습니다.

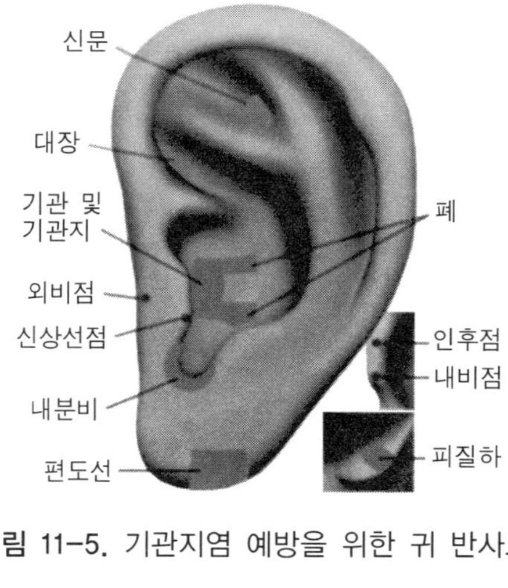

그림 11-5. 기관지염 예방을 위한 귀 반사요법

(3) 발 반사요법

발을 충분히 이완시키고 마사지한 후 기본반사구인 부신, 신장, 수뇨관, 방광, 요도의 반사구를 자극한 후 관련 반사구인 코, 목, 성대 · 인후 · 기관, 상,하, 흉부임파선, 폐와 기관지, 비장, 갑상선, 부갑상선 등의 반사구를 자극하고 각 2~3분씩 힘주어 주무릅니다.

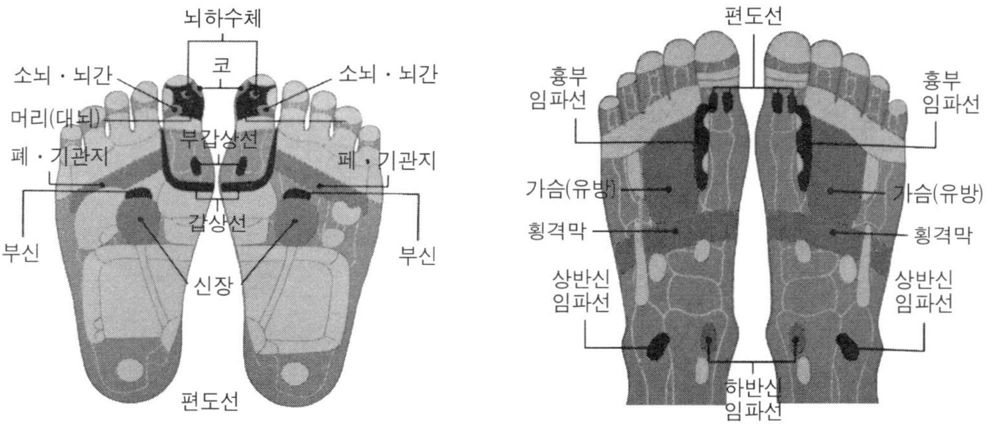

그림 11-6. 기관지염 예방을 위한 발 반사요법

4 소화불량(dyspepsia)

1) 정의

위염에 대한 정의는 일반인, 임상의사, 내시경의사, 병리의사 모두에서 다릅니다. 일반인의 경우 속쓰림이나 소화불량, 심와부 통증 등의 증상을 위염이라고 생각하고, 환자를 진찰하는 임상의사는 내시경에서 증명된 위궤양, 식도염 등이 없이 환자가 불편감을 호소할 때 신경성 위염 혹은 비궤양성 소화불량이라고 정의합니다.

위내시경검사를 직접 시행하는 내시경 의사는 내시경검사상 몇 가지의 특징적인 징후를 보이는 경우를 위염이라고 진단하는데, 내시경적 위염의 분류 체계는 매우 복잡하며 실제로 증상과는 연관성이 크게 없는 경우가 많기 때문에 일반 환자에게 질병에 대한 설명을 하는 것도 어렵습니다. 또한 위장 점막에서 조직검사를 한 후 검사 결과를 바탕으로 위염 진단을 내리는 병리의사의 위염에 대한 관점은, 단순히 속이 쓰리고 소화가 잘 되지 않는 증상을 가진 일반인에게는 쉽게 받아들이기 어려운 진단기준일 수밖에 없습니다.

따라서 위염에 대한 정의는 크게 두 가지 정도로 생각해 볼 수 있는데, 하나는 내시경에서 위궤양, 식도염 등의 징후가 나타나지 않는 소화불량 증상들을 모두 일컫는 비궤양성 소화불량(non ulcer dyspepsia)이며, 또 하나는 위내시경에서 육안으로 관찰되는 징후가 나타나고 위장 조직의 점막에서 염증세포가 발견되며, 그 원인을 규명한 경우입니다.

2) 원인

위에 염증을 일으키는 원인은 매우 다양한데, 일반적으로는 많이 먹거나 급하게 먹는 경우, 또는 특정 음식(특히 매우 매운 음식 등)을 먹었을 때 위장에 염증이 유발될 수 있으며, 헬리코박터 파일로리(헬리코박터균)의 감염에 의해서, 또는 진통제, 소염제, 아스피린 등의 약물에 의해서도 위염이 발생할 수 있습니다. 또한 심한 정신적 스트레스, 흡연, 음주 등도 위염을 일으키는 것으로 알려져 있습니다.

위염은 크게 급성 위염과 만성 위염의 두 가지 형태로 나누어 볼 수 있습니다. 급성 위염은 헬리코박터균에 처음 감염되었을 때, 또는 그 외에 세균, 바이러스, 기생충, 진균 등에 감염되었을 경우 발생할 수 있습니다. 심한 화상을 입거나 뇌를 다친 경우에도 스트레스에 의해 급성 위염이 나타날 수 있으며, 알코올이나 약물에 의해 위장의 염증이 유발되기도 합니다. 주로 복통, 소화불량, 트림, 구토 등의 증상과 관련 있는 위염은 이러한 원인으로 유발되는 급성 위염인 경우가 많습니다.

만성 위염은 여러 염증의 원인이 지속적으로 작용할 때 나타나는 증상이며, 이 경우 위장 점막에 파고드는 염증세포의 종류가 급성 위염과 다르며, 또한 위장 점막 분비선의 변화를 동반한다는 점 역시 급성 위염과 구별됩니다. 만성 위염의 대표적 원인으로는 헬리코박터균 감염, 약물, 흡연, 만성적인 알코올 섭취, 불규칙한 식사 습관에 의한 담즙 역류, 위절제술 등을 들 수 있습니다.

3) 증상

내시경검사 상 관찰되는 위장 점막의 염증은 아무런 증상이 없는 사람에서부터 심한 복통, 체중감소까지 매우 다양하게 나타날 수 있습니다. 일반적으로 위장 점막에는 감각신경이 발달되어 있지 않으므로 심한 염증이 생겨도 이로 인한 직접적인 증상을 느끼지 못할 수 있습니다. 소화불량, 위장 부근의 불편감, 심와부(명치) 통증, 복부 팽만감, 식욕부진, 트림, 구토, 오심, 열감 등의 증상이 나타날 수 있으며, 위내시경에서 소화성 궤양이 없음에도 이러한 증상이 나타나는 경우를 비궤양성 소화불량이라고 합니다.

4) 예방 및 치유

위염의 치유는 원인과 염증의 정도에 따라 다릅니다. 증상이 없는 급성 위염과 만성 위염은 대개 치료의 대상이 되지 않습니다. 위산 억제제, 위장 점막 보호제가 주로 투여되며, 흡연, 음주, 카페인, 자극적인 음식 등은 위염의 증상을 악화시키므로 금하는 것이 좋습니다. 급성 위염과 만성 위염의 원인인 헬리코박터균에 대해서는 임상의사에 따라 치료를 적극적으로 권유하는 그룹과 그렇지 않은 그룹으로 나뉘는데, 대규모 연구에서 헬리코박터균에 대한 치료가 주관적인 증상 호전에 별로 효과가 없는 것으로 보고되었습니다. 따라서 우리나라에서는 위염에 대한 증상 치료로 헬리코박터균 치료는 권하지 않고 있으며 보험적용도 되지 않는 실정입니다.

음주, 흡연, 진통 소염제 남용 등은 반드시 교정해야 하며, 고혈압이나 당뇨병의 합병증을 막기 위해 아스피린을 먹는 경우에 위염이 발생하면, 담당 의사와 상의하여 복용하는 약물을 바꾸는 것을 고려해 보아야 합니다. 급성 위염에 대한 치료를 받고 있는 경우에는 자극이 적은 식사를 하는 것이 좋습니다. 음주와 흡연, 카페인 섭취는 위염에 의한 증상을 악화시키므로 피해야 합니다. 만성 위염으로 진단된 경우에는 증상에 대한 치료보다 향후 발생할 수 있는 위암을 조기 진단하기 위해 정기적인 검사를 받는 것이 더욱 중요합니다. 물론 금연, 절주, 신선한 채소 위주의 식사 등 일반적인 암 예방 생활습관을 유지하는 것도 중요하지만, 정기적인 검사도 매우 중요합니다.

음주, 카페인 음료, 산도가 높은 과일 주스, 식초, 매운 음식 등은 위염의 증상을 악화시키므로 섭취를 피해야 합니다. 만성 위염의 경우에는 소금에 오래 절인 음식, 불에 구워먹는 생선이나 고기, 신선하지 않은 오래된 음식 등이 위암의 발생률을 높일 수 있으므로 가능하면 피하는 것이 좋고, 신선한 야채, 물에 삶은 고기, 신선하게 보관된 음식을 먹는 것이 좋습니다.

(1) 위염 식이요법

기능성 위장장애로 소화불량이 생길 때에는 소화관의 연동운동 능력을 촉진하는 음식, 소화효소를 공급하는 식이요법이 필요합니다.

① 사과를 잘게 썬 것과 꿀을 섞은 양젖을 마시면 소화가 잘됩니다.

② 식사는 소량씩 잘 씹어 먹습니다.

③ 소금에 절인 양배추, 신맛 야채(김치 등) 등 젖산 식품과 마늘 등은 소화에 도움이 되지만 많이 섭취하면 양배추가 가스를 만들 수 있으므로 조금씩 섭취해야 합니다.

④ 설탕, 흰밀가루, 조미료 등은 피합니다.

⑤ 소화불량이 계속되면 유동식이 연식을 해보고 증세가 호전되면 정상식으로 이행하되 자극성이 없는 식사가 좋습니다.

⑥ 마늘을 익혀 먹으면 좋습니다.

⑦ 파파야에는 소화효소가 충분히 들어있고, 파인애플에는 보르멜라인이 있어서 소화를 돕습니다. 그러므로 신선한 파파야와 파인애플을 많이 섭취하는 것이 좋습니다.

⑧ 매실이 소화를 촉진하고 식욕을 증진하므로 매실차를 하루에 두 번 정도 마시면 좋습니다.

⑨ 마(산약)에는 소화효소제인 디아스타제가 많이 함유되어 있으므로 생마를 갈아서 복용하면 좋습니다.

⑩ 배추나 무를 물김치로 담아서 반찬으로 섭취하면 무 속의 디아스타제가 소화효소 작용을 하여 소화를 촉진합니다.

(2) 귀 반사요법

기본반응구역인 신문, 교감, 내분비, 피질하를 자극하고, 상응반응점/구역인 귀의 간, 췌담, 비, 위를 자극하거나 해당부위에 기통석을 붙이면 좋은 효과를 볼 수 있습니다.

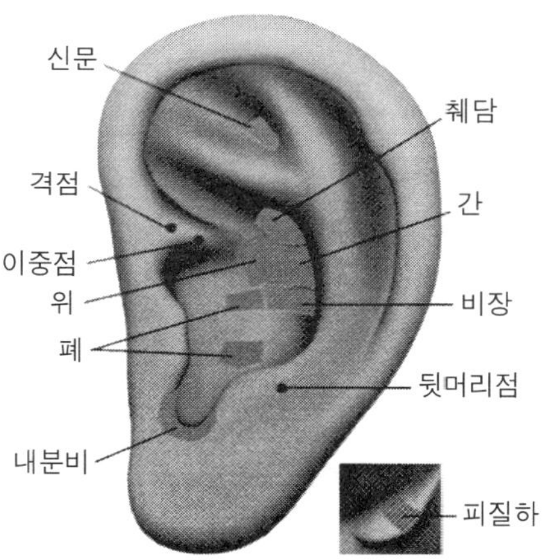

그림 11-7. 소화불량 예방을 위한 귀 반사요법

(3) 발 반사요법

발을 충분히 이완시키고 마사지한 후 기본반사구인 부신, 신장, 수뇨관 방광, 요도의 반사구를 자극한 후 관련 반사구인 머리(대뇌), 위장, 소장, 십이지장, 하행결장, 횡행결장, 상행결장, 간장, 담낭, 비장, 갑상선, 상반신 임파선, 하반신 임파선 등의 반사구를 자극하고 각 2~3분씩 힘주어 주무릅니다.

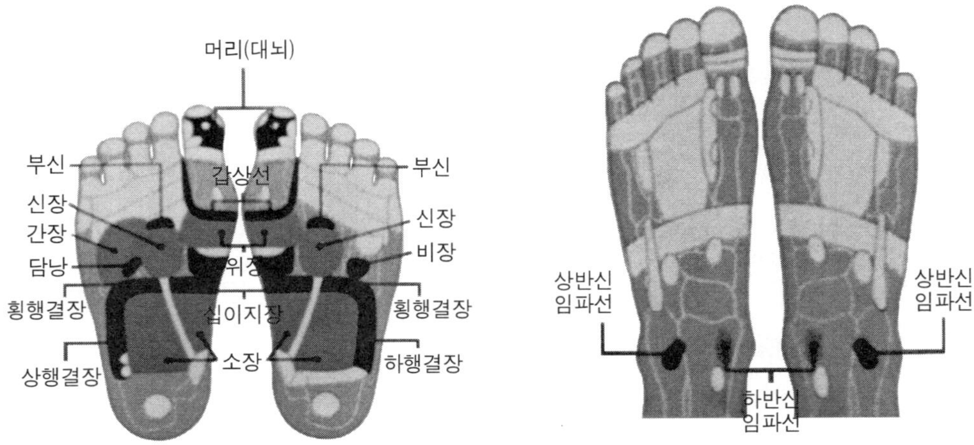

그림 11-8. 소화불량 예방을 위한 발 반사요법

5 비 만

보통사람들은 체중이 표준체중보다 많으면 전부 비만이라고 생각하지만, 의외로 체중은 표준이면서 체지방이 많은 경우(비만)가 있고, 체중은 과해도 체지방이 정상인 경우도 있습니다. 전자는 근육을 구성하는 단백질이 적고 지방이 많이 침착되어 있는 경우며, 후자는 근육을 구성하는 단백질이 많아서 단지 비만처럼 보이는 것입니다. 비만 교정 중에 가장 주의해야 할 것은 인체의 골격을 구성하고 있는 단백질의 손실 없이 지방을 분해해야 합니다.

1) 비만 식이요법

비만을 교정하기 위해서는 반드시 체지방을 측정한 후에 얼마의 지방을 분해해야 한다는 프로그램을 가지고 실시하는 것이 바람직합니다. 우리나라 사람들은 과도한 지방의 섭취 때문에 비만이 되기보다는 과도한 탄수화물 섭취로 소모되지 못한 에너지가 지방으로 축적되는 경우가 대부분입니다. 그러므로 매일 섭취하는 칼로리를 계산하고, 움직여서 소모되는 칼로리를 계산하여, 섭취하는 칼로리가 소모되는 칼로리

보다 적도록 음식을 섭취하는 것이 중요합니다. 7000kcal를 덜 섭취했을 때 지방이 1kg이 분해됩니다. 그러므로 만약 하루에 1200kcal를 섭취하고, 1900kcal 정도를 움직여서 소모한다면 10일만에 1kg의 체지방을 줄일 수 있습니다.

① 섭취하는 칼로리를 줄이고, 풍부한 영양소를 섭취하기 위해서 하루 한끼 정도는 칼로리가 적고 완벽한 영양소가 함유된 생식을 하는 것이 좋습니다. 생식 중에는 맛을 교정하기 위하여 찌거나 열을 가한 선식이 많은데 완전한 생식이 영양소가 파괴되지 않고 골고루 함유되어 있어 월등히 낫습니다.

② 육류를 섭취하지 않으려고 노력하기보다는 탄수화물, 단백질, 지방을 골고루 섭취하는 것이 좋습니다.

③ 탄수화물은 반드시 껍질을 완전히 벗기지 않은 것을 사용해야 합니다. 즉 현미나 완전 곡류를 주식으로 하여 곡류의 껍질에 있는 섬유질이 소장에서 당분을 흡착하여 천천히 당을 배출하도록 해야 합니다. 밀가루를 사용할 때도 통밀가루를 써야 섬유질이 많아서 장에서 당분, 즉 에너지원의 흡수를 천천히 하게 됩니다.

④ 신선한 과일과 야채에는 효소의 원료인 비타민과 미네랄이 많으므로 이 성분들이 에너지 대사를 촉진할 수 있도록 과일과 야채를 많이 섭취하면 좋습니다.

⑤ 칼로리가 적은 야채는 브로콜리, 오이, 당근, 양파, 시금치, 케일, 셀러리, 무잎 등입니다.

⑥ 튀긴 음식이 칼로리가 높기 때문에 굽거나 찌거나 삶은 음식을 섭취하는 것이 좋습니다.

⑦ 적어도 하루에 6~8잔의 물을 마셔야 합니다.

⑧ 지방 중에서 올리브유, 아보카도, 씨앗, 참기름 등은 필수지방산이 많이 함유되어 있어서 좋은 지방이며, 되도록 버터나 마가린같은 포화지방의 섭취는 제한하는 것이 좋고, 돼지고기 삼겹살도 금하는 것이 좋습니다.

⑨ 칼로리원인 설탕의 섭취를 제한하는 것이 가장 좋은 방법입니다. 그러므로 설탕이 많이 함유되어 있는 청량음료, 비스킷, 빵, 초콜릿, 스낵은 금해야 합니다.

⑩ 동아(동과)가 지방분해 작용을 하므로 하루 세 컵 정도 즙을 내어 마시면 좋습니다.

⑪ 미역, 다시마, 김 등 해조류를 많이 섭취하거나, 해조류 등의 섬유질 제품을 따

로 복용하는 것도 좋습니다. 해조류에는 비타민, 미네랄이 많을 뿐만 아니라 수용성 섬유질이 당을 천천히 혈액 속으로 보내 주는 역할을 하고 부피를 형성하여 장의 운동을 촉진시켜 숙변을 잘 밀어내는 역할을 하기 때문입니다.

⑫ 완두콩 속의 사포닌 성분은 장의 융모가 커지는 것을 억제해 주어 비만을 예방, 치유해줍니다.
날콩을 물에 불려 믹서에 갈아 마셔도 좋고, 검정콩, 땅콩, 솔잎을 함께 갈아 물과 함께 먹어도 좋습니다. 삶아서 수프로 끓여 마셔도 비만을 예방합니다.

2) 생활요법

① 매일 대변이 나오도록 유산균이나 해조류를 복용하는 것이 좋습니다.
② 걷기, 자전거 타기, 수영 등의 운동을 꾸준히 하는 것이 좋습니다.
③ 가장 좋은 운동은 수중 에어로빅입니다.
④ 반드시 아침식사를 하되 액상상태로 조금 마시고, 점심을 조금 늦게 많이 먹고 저녁식사를 적게 합니다. 저녁이나 아침 한 끼는 생식을 하는 것이 좋습니다.
⑤ 음식을 먹을 때는 급하게 먹지 말고 천천히 씹어서 먹되 배가 아주 부르도록 먹으면 안 됩니다.
⑥ 껌을 씹으면 소화액이 많이 분비되어 배가 고파지므로 껌을 씹지 말아야 합니다.
⑦ 약국에서 주는 섭취 칼로리표와 소모 칼로리표를 가지고 매일 칼로리 계산을 하는 것이 좋습니다.

3) 영양보조요법

지방을 분해하는 레시틴과 해조류 제제(통변을 좋게 하고 미네랄을 공급한다)와 영양을 공급하는 영양효모 제제를 복용하면 아주 효과가 높습니다.

4) 귀 반사요법

기본반응구역인 신문, 교감, 내분비, 피질하를 자극하고, 상응반응점/구역인 입, 식도, 분문, 위, 폐, 췌담, 갈점, 식욕억제점을 자극하거나 해당부위에 기통석을 붙이면 좋은 효과를 볼 수 있습니다.

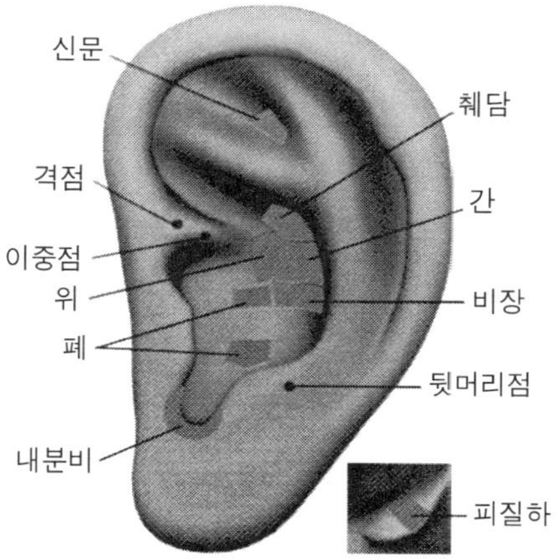

그림 11-9. 비만 예방을 위한 귀 반사요법

5) 발 반사요법

발을 충분히 이완시키고 마사지한 후 기본반사구인 부신, 신장, 수뇨관, 방광, 요도의 반사구를 자극한 후 관련 반사구인 갑, 부갑상선, 소장, 뇌하수체, 척추계통, 심장 등의 반사구를 자극하고 각 2~3분씩 힘주어 주무릅니다.

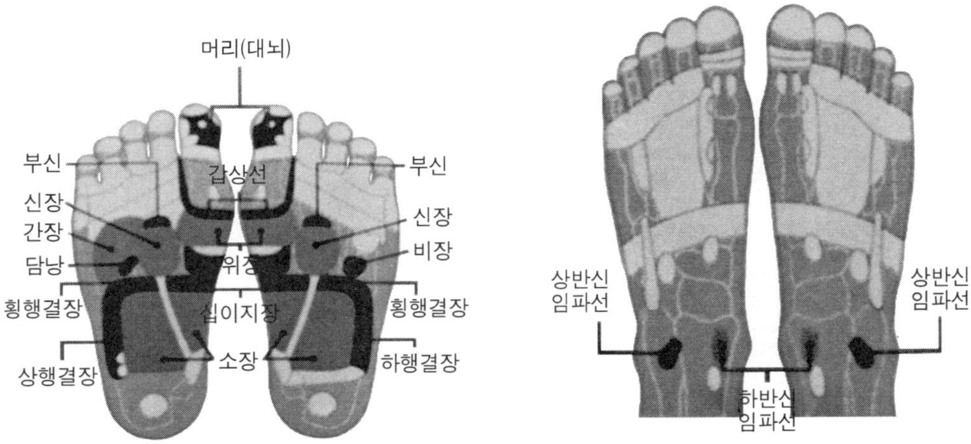

그림 11-10. 비만 예방을 위한 발 반사요법

6 요 통

방광염 등 비뇨기의 이상이나, 자궁염 등의 부인과적인 원인인 경우이거나 혹은 척추의 퇴행이나 척추관협착증, 척추의 염증, 추간원판이 헤르니아가 되어 나타나는 증상인 추간판탈출증, 즉 디스크 때문에 생깁니다. 대체로 제4~5요추 사이의 디스크가 돌출하여 제5요추 신경근을 압박하거나, 제5요추와 제1선추 사이의 디스크가 돌출하여 선골 신경근을 압박하여 요통, 좌골 신경통의 증상을 나타냅니다. 평소에 혈류의 흐름이 나쁘거나, 나이가 들어가면서 근력이 떨어지고, 디스크의 중심을 이루는 수핵의 액체 성분이 줄어들면서 섬유질의 탄력성이 약해져서 나타나기도 합니다.

1) 요통의 식이요법

① 골격 대사에 영향을 미치는 칼슘, 비타민 D, 단백질, 인 등의 영양소를 골고루 섭취합니다.

② 칼슘은 하루에 1200~1500mg을 섭취하는 것이 바람직합니다. 칼슘은 콩, 다시마, 두유, 요구르트, 치즈 등의 유제품과 뱅어포, 조개류, 멸치 등의 뼈째 먹는

생선에 많이 함유되어 있습니다.

③ 비타민 D는 버터, 간, 계란노른자, 마른 표고버섯 등에 많이 함유되어 있습니다.

④ 영양효모 등의 단백질을 많이 섭취하여 골격을 튼튼하게 하는 것이 좋습니다.

⑤ 불소는 조골세포의 골재생을 촉진하므로 불소가 많이 함유된 해조류를 많이 섭취하면 좋습니다.

⑥ 망간은 근육의 긴장을 완화하고, 척추질환은 근육의 긴장 완화가 필수적이므로 반드시 망간이 많이 함유된 견과류, 푸른 채소잎. 비트, 노른자, 전곡류 등을 많이 먹는 것이 좋습니다.

⑦ 척추를 지지하는 근육의 원료인 콘드로이틴이 함유된 도가니탕을 자주 섭취한다.

⑧ 미역은 칼슘의 함량이 식물성 식품 중에서 가장 높은 편이며, 산후의 골다공증 예방에도 좋습니다.

⑨ 시금치와 브로콜리에는 알파 리포익산이라는 강력한 항산화 작용 성분이 있어서 관절의 퇴행을 예방합니다.

⑩ 시금치, 케일, 코코아, 곡류 등은 칼슘의 흡수를 저해하고, 설탕을 함유한 청량음료는 칼슘 배설을 촉진하므로 금하는 것이 좋습니다.

2) 생활요법

① 수술할 정도가 아니면 수영을 꾸준히 하는 것이 좋습니다.

② 척추와 골반을 교정하는 연동요법이 효과적입니다.

③ 흡연은 진통제의 부작용을 증가시키는 요인이므로 삼가고, 알코올 역시 진통제의 부작용을 증가시키거나 상호작용을 일으키므로 제한합니다.

④ 우유를 마셔서 설사가 나거나 가스가 차면 위산이 부족한 현상으로 매실 성분을 같이 섭취하는 것이 좋습니다.

⑤ 많이 걷는 것은 척추에 무리가 될 수 있으므로 조심하는 것이 좋으며 약간 움직여도 좌골신경에 통증을 느낄 때는 연동체조와 안정을 취합니다.

3) 영양보조요법

척추와 연골의 주성분인 콘드로이틴과 칼슘 제제, 근육을 강화하는 자라유와 자라 단백식품을 복용하면 좋은 효과를 볼 수 있습니다.

4) 귀 반사요법

기본반응구역인 신문, 교감, 내분비, 피질하를 자극하고, 상응반응점/구역인 허리뼈, 엉덩이, 신장, 방광, 좌골신경을 자극하거나 해당부위에 기통석을 붙이면 좋은 효과를 볼 수 있습니다.

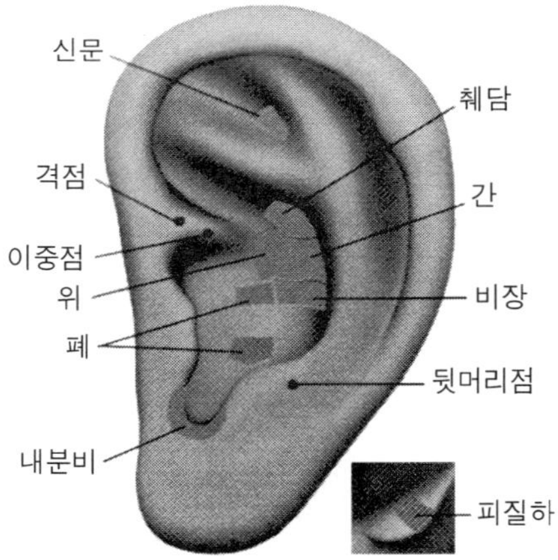

그림 11-11. 요통 예방을 위한 귀 반사요법

5) 발 반사요법

발을 충분히 이완시키고 마사지한 후 기본반사구인 부신, 신장, 수뇨관, 방광, 요도의 반사구를 자극한 후 관련 반사구인 갑,부갑상선, 흉부,상,하반신임파선, 경,흉,요추, 좌골신경 등의 반사구를 자극하고 각 2~3분씩 힘주어 주무릅니다.

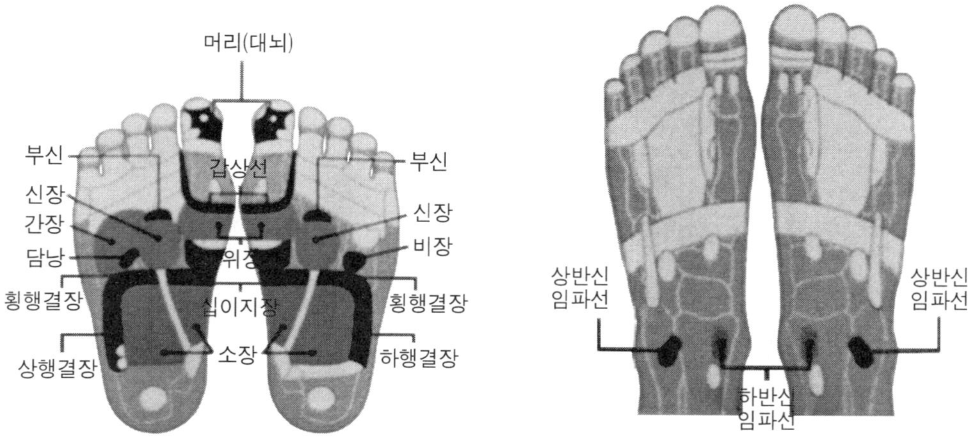

그림 11-12. 요통 예방을 위한 발 반사요법

6) 연동요법

연동요법으로 척추와 골반을 교정한 후 다음의 체조와 운동처방을 실시합니다.

(1) 기본 체조

① 가슴, 복부 마사지

② 발목 내외전 및 굴신운동

③ 무릎굽혀 상하로 흔들기 100, 좌우로 흔들기 100
좌우연동 스트레칭 2회, 다시 상하 흔들기 8회

④ 새우운동

⑤ 붕어운동 50

⑥ 팔다리 들고 흔들기 100 후 손발뻑 100

⑦ 경추등배 좌우연동 80~200 이상

(2) 연동요법 운동처방 : 요통예방 및 ADL(activity of daily live)을 위한 근력향상

① 윗몸일으키기 50

② 다리들고 단전치기 120

③ 허리들기 8호간 4회반복 * 4
④ 허리와 어깨들기
⑤ 경추1번 운동
⑥ 상체늘리기 / 척추신전
⑦ 허리운동(고양이등 / 말등)
⑧ 대퇴부 근력 향상 운동

* 일상생활에서의 기마자세 유지
  ex) 양치질, 설거지, 집안에서 이동 등

7 암의 예방과 관리

1) 암의 역학

암은 우리 나라에서 가장 중요한 사망원인 중의 하나로 한 번 걸리면 치명적이기 때문에 국가적인 보건 문제로 이에 대한 대책이 필요합니다. 우리나라에서 발생률이 높은 암은 남자에서는 위암, 간암, 폐암, 대장-직장암이고, 여자에서는 자궁경부암, 위암, 유방암, 간암 그리고 대장-직장암입니다.

암의 원인 중 약 80%가 환경 및 생활 양식과 관계가 있는데, 암의 1/3은 예방 가능하고, 1/3은 조기진단 및 치료가 가능합니다. 전세계적으로 가장 흔한 8가지 암 중 3가지(폐암, 구강암, 간암)는 예방 가능하고, 3가지(자궁경부암, 구강암, 유방암)는 조기진단 및 치료가 가능합니다.

남자가 여자보다 암에 잘 걸리는 이유를 발암물질에 노출될 기회가 남자가 더 많거나(흡연, 직업적 노출), 여자가 생물학적으로 남자보다 발암물질에 더 강하기 때문이라고 설명합니다.

지금까지 알려진 발암의 원인은 유전적 원인, 문화적 원인, 사회적 행동 양상, 경제적인 원인, 서구화된 식생활, 음식저장법, 바이러스(발암 바이러스 ; Epstein Barr virus, Hepatitis B virus, Herpes Simplex virus type II, Human Papilloma virus)나 곰팡이(Afltoxin)에 의한 오염 등으로 여겨지고 있습니다.

2) 암의 예방법

암의 예방법을 알아보면, 과식을 삼가고, (1) 동물성 지방의 섭취를 줄여야 하는데, 이런 동물성 지방은 돼지고기나 소고기와 같은 육류에 많습니다. (2) 섬유질의 섭취를 늘려야 합니다. 자연 그대로의 섬유질 섭취는 대장암의 발생을 예방하는 효과가 있습니다. (3) 항산화물질(antioxidant)인 비타민 A, C, E, 베타카로틴, 셀레니움의 섭취를 늘릴 것, (4) 술, 커피 등의 섭취를 줄일 것, (5) 염장식품, 타거나 그을린 음식, 곰팡이에 오염된 식품, 뜨거운 식품, 과잉 단백질 등의 섭취를 금합니다. (6) 인삼의 섭취를 늘리고, (7) 된장을 많이 먹으며, (8) 금연해야 합니다. 담배는 폐암의 87%, 구강암의 70%, 후두암의 50%, 방광암의 47%, 식도암의 30%의 원인입니다. 보건복지부에서 권장하고 있는 암 예방법은 다음의 표와 같습니다.

표 12-1. 암 예방법

1. 과식하지 말 것
2. 같은 식품을 되풀이 해서 먹지 말 것
3. 편식을 피한다.
4. 과음을 피한다.
5. 흡연은 절제한다.
6. 비타민 A, B, E를 섭취하고 섬유질을 많이 먹는다.
7. 뜨겁고 매운 것을 적게 먹는다.
8. 심하게 탄 것은 먹지 말자.
9. 곰팡이가 핀 것은 먹지 말자.
10. 과로를 피하자

3) 암의 예방대책 및 증상

(1) 위암

위암 발생이 높은 지역에 살고 있거나, 광업, 금속제조업에 종사하거나, 담배와 술을 좋아하거나, 커피나 홍차를 잘 마시거나, 타고 그을린 음식, 짜고 맵거나 뜨거운 음식을 좋아하고, 빨리 먹는 생활 습관을 가진 사람, 위궤양이 있거나, 유전적 요인이 있거나 하는 사람이 위암에 잘 걸립니다. 조기 위암의 증상은 공복 시나 식사의 전후와 관계없이 명치 언저리가 쓰리고 아프며, 트림이 자주 나오고 불쾌감을 느낍니다. 설사와 구토를 자주 하고 빈혈과 체중 감소를 보입니다.

(2) 폐암

대기 오염이 심한 지역에 살고 있거나, 담배를 많이 피우거나, 방사선 물질, 중금속, 석면을 다루는 직업, 분진, 배기가스가 많은 곳에서 일하는 사람이 잘 걸립니다. 조기 폐암의 증상은 기침이나 가래가 계속 나오고, 가래에 피가 보이고, 가슴 부위가 아프며 체중의 감소가 있습니다.

(3) 간암

B형 또는 C형 간염에 걸려 있고, 술을 많이 마십니다. 피임약의 잦은 복용, 곰팡이에 오염된 식품(아플라톡신)의 섭취는 위험합니다, 조기 간암의 증상은 피로감을 자주 느낍니다. 식욕이 없고 안색이 검어집니다. 상복부가 무거우며 오른쪽 늑골 부위에 통증을 호소합니다. 체중의 감소와 황달기가 있습니다. 간경변증이 있습니다.

(4) 대장-직장암

매일 앉아서 일을 하거나, 고지방식을 하고 섬유 식품을 싫어합니다. 조기 대장암의 증상은 대변이 가늘어지고 화장실에 여러 번 갑니다. 변비가 자주 심하며, 항문에서 피가 나옵니다. 대장염이 심하고, 유전적 요인이 있습니다. 대변에 점액이 섞여 있거나, 원인 불명의 빈혈이 있습니다. 하복부에 통증과 응어리감을 느끼게 됩니다.

(5) 유방암

대도시에서 살고 있으며, 지방이 풍부한 음식을 좋아합니다. 독신이거나 결혼을 늦게 했거나, 30세 이후에 첫 임신한 경우, X-선 촬영을 자주 하였거나, 아이가 없거나 모유수유를 안한 경우, 조기 월경 등입니다. 조기 유방암의 증상은 유방에 응어리가 있습니다. 유방이 당기고 패인 곳이 있거나 젖꼭지에 피가 섞인 분비액이 나옵니다. 겨드랑이에 응어리가 있습니다.

4) 암의 자연치유

(1) **대체의학에서 보는 암의 원인**(니시의학 중심)

① 암은 일산화탄소 만성중독에 의한 산소결핍

* CO 농도가 표준의 10배 이상 증가, 표준은 100cc 중 0.8~1.5mg 일산화탄소 중독은 입술 자주색이 특징

② 변비에 의한 일산화탄소 증가

③ 응유효소 결핍에 의한 일산화탄소 증가

④ 비타민C 부족으로 피하 출혈

⑤ 마그네슘 부족

⑥ 당분이나 알콜 과잉섭취

(2) **암의 치유법** : 맑은 공기, 감사의 마음, 단식과 생채소식(-大道)

① **일산화탄소 해소** : 풍욕

② **비타민C 보급** : 생채소 녹즙과 감잎차

③ **글로뮤 재생과 부활** : 냉온욕

④ **숙변과 변비해소** : 단식과 생채식, 생수, 수산화마그네슘(마그밀), 붕어운동

⑤ **발고장과 좌우 신경고르게** : 연동요법 및 연동기공체조

⑥ **자세교정** : 연동요법과 평상, 경침

⑦ 과로, 스트레스, 자외선, 발암물질 회피

제 12 장

자가진단법

* 여기에서 소개하는 방법은 높은 신뢰도를 가지고 있으나 정확한 진단은 전문 의사의 확인이 바람직합니다.

구분	용 태	관 련 질 환	처치방법
얼굴 색깔	흰색 : 기가 허함, 쉽게 지침, 소심, 핏기 없음	호흡기 계통 약할 수 있음 기침, 감기, 어깨 통증 대장과 연관 소화기도 약할 경우 있음. 빈혈(눈꺼풀 뒤쪽 확인)	외기조심 무와 배추 찬물 먹지 말 것
	검은색, 귀가 몹시 마름 (광대뼈 부위와 얼굴색)	男 : 신장질환, 원래 강하나 과다사용 女 : 가슴 답답, 화병 생김, 신물 넘어오고 가스참	검은 콩, 깨, 오미자, 복분자, 황구, 녹용 활동해야 함 조반석죽
	푸른색, 눈시울이 퍼렇게	간 및 대장, 변비, 아랫배 불쾌	화내지 말아야 一笑一少 一怒一老 푸른 채소
	누른색, 입술이 누레짐 둥글 넙적한 사람들	비장, 위장 눈 흰자까지 노라면 황달	된장, 식사 천천히
	붉은색, 광대뼈 부위 벌겋게	심장, 고혈압	뜨겁고 매운 것 먹지말고 옷 너무 많이 입지말 것 당근

<table>
<tr><th>구분</th><th>용 태</th><th>관 련 질 환</th><th>처치방법</th></tr>
<tr><td>얼굴
색깔</td><td>입술이 보라빛</td><td>심장 or 폐질환</td><td></td></tr>
<tr><td>주
름</td><td>주름진 얼굴
→뼈골 빠지게 일했음,
진액이 매말랐음</td><td>이마–호흡기, 영감 발달
눈주위–심장, 조급증
콧등–간장
입주변–비위</td><td></td></tr>
<tr><td rowspan="4">기
미</td><td>광대뼈 기미</td><td>자궁, 냉대하, 출산, 임신, 위장×</td><td rowspan="4">식습관 개선
살구씨, 율무,
표고버섯

곶감 매일 2개</td></tr>
<tr><td>얼굴 전체</td><td>기혈순환, 우울증</td></tr>
<tr><td>콧등</td><td>허약, 간장</td></tr>
<tr><td>뺨</td><td>대장질환/
외부환경(바람, 온도, 습도)부적응</td></tr>
<tr><td rowspan="4">기
타</td><td>눈꺼풀 일부가 노란색 기미처럼 되었음</td><td>혈청 콜레스테롤 과다</td><td></td></tr>
<tr><td>각막륜→흰줄 무늬</td><td>동맥경화</td><td></td></tr>
<tr><td>머리카락 거칠고 푸석</td><td>갑상선</td><td></td></tr>
<tr><td>유방에 결절, 딱딱한 덩어리</td><td>유방암</td><td></td></tr>
<tr><td rowspan="5">변</td><td>표면/배변전후 출혈</td><td>치질</td><td>괄약근 운동</td></tr>
<tr><td>변 전체에 혈액이 섞임</td><td>궤양성 대장염, 대장게실증</td><td rowspan="4">섬유질이 풍부한 식이</td></tr>
<tr><td>배변 시 항문이 아픔</td><td>치핵</td></tr>
<tr><td>방귀, 변이 나오지 않음
가스차고 배가 당길 때</td><td>장폐색</td></tr>
<tr><td>변이 다나오지 않고 잔변감, 굵기가 가늘어진 증세 계속시</td><td>대장암, 직장암</td></tr>
<tr><td rowspan="8">소
변</td><td>배뇨통증</td><td>요도염</td><td rowspan="8">정상인 1일
소변량 :
800~1,500 ml</td></tr>
<tr><td>배뇨시간이 길다</td><td>전립선 비대</td></tr>
<tr><td>혈뇨</td><td>요로결석, 신장염,
전립선 비대</td></tr>
<tr><td>소변이 탁하다</td><td>요도염, 방광염</td></tr>
<tr><td>새콤한 냄새</td><td>당뇨병</td></tr>
<tr><td>지나치게 양이 적다</td><td>신장질환, 간장질환</td></tr>
<tr><td>지나치게 양이 많다</td><td>당뇨, 만성 신염</td></tr>
<tr><td>지나치게 잦은 소변</td><td>방광염, 요로결석</td></tr>
</table>

• 오줌색

– 노랗게 : 아랫배나 간에 열이 있다, 간염 의심

– 붉은색 : 과음

– 흰색 : 하초 원기부족

– 시원스럽지 않다 : 방광에 열이 있고 비위의 기운이 순조롭지 않음, 혹은 전립선 비대

• 땀

– 가슴팍에 땀 : 생각을 지나치게 많이 해서 심장병이 생긴 것

– 음낭에 땀 : 신이 허하고 양기 쇠퇴

– 대낮에 저절로 나는 땀 : 양기부족

– 잠잘 때 흘리는 도둑 땀 : 혈허

• 두통

– 왼편 두통 : 빈혈

– 오른편 두통 : 기가 허해서, 담이나 열 때문이다. 흡수도 안 되고 배설도 안 된다. 위염, 간염증을 유발할 수 있음 ~ 족삼리 자극

– 양쪽 정두통 : 스트레스, 간에 자극받았을 때 ~ 간경, 담경 자극

– 백회 한가운데 : 양기, 뇌하수체 호르몬 부족, 신장기능 약할 때 ~ 기해혈 자극

– 뒷골 : 너무 생각 많이 해서 대뇌신경 약화, 정기가 없어지고 눈이 허리멍텅해짐 ~ 천주, 풍지혈 자극

* 먼저 골반을 조정하고, 경추를 바로잡아야 함.

• 임파선 결절, 덩어리 – 목주위, 겨드랑이, 사타구니 : 정밀 진단 필요

※ 비만도 판단 BMI(체격지수, Body mass Index)

체중(kg)/신장^2(m) 20~24 : 정상, ~26.4 : 과체중, 26.4 이상 비만

증상별 질병판단

증상	질병
1. 뜨거운 것이나 찬 것을 먹으면 이가 시리다.	칼슘부족, 치아질환
2. 신경질적이고 예민하다	산성체질, 갑상선항진, 갱년기장애, 만성피로
3. 휴식을 취해도 피로증상이 가시지 않는다.	만성피로, 간질환, 신장질환, 갑성선저하, 갱년기, 당뇨, 빈혈
4. 손톱이 잘 자라지 않고 건조하여 잘 부러진다.	단백질 부족, 간질환
5. 현기증을 자주 느낀다.	빈혈, 저혈압, 고혈압, 허약
6. 입안이 잘 헐거나 입 가장자리가 잘 튼다.	스트레스, 피로, 비타민 결핍
7. 식욕이 없다.	소화기 질환, 스트레스, 만성피로
8. 이유 없이 목안이 자주 아프거나 목과 겨드랑이 주위가 아프다.	편도선염, 인후염, 폐질환, 신경성, 식도질환
9. 잠을 자도 상쾌하지 않다.	피로, 간질환
10. 이유 없이 두통이 잦다.	고혈압, 뇌출혈, 뇌경색, 허약
11. 집중력이 약하고 주위가 산만하다.	칼슘부족, 산성체질
12. 운동을 하면 숨이 가빠진다.	고혈압, 심장질환, 폐질환, 소화성궤양
13. 땀을 많이 흘린다.	허약, 간질환
14. 감기에 자주 걸리거나 오래간다.	허약, 반건강, 면역력약화
15. 간혹 두드러기가 난다.	간, 신장질환, 산성 혈액
16. 자주 미열을 느낀다.	체내염증, 감염, 호르몬 이상
17. 멍이나 상처가 자주 생긴다.	혈관 약화
18. 머리끝이 갈라지고 잘 부서진다.	단백질 부족, 간질환
19. 상처가 났을 때 회복이 늦다.	당뇨, 간질환, 산성혈액
20. 쉽게 잠자리에 들지 못한다.	불면, 스트레스, 우울증, 갱년기
21. 추위를 잘 느낀다.	당뇨, 허약, 혈류장애, 갑상성 저하
22. 소화가 잘 안 된다. 23. 속이 더부룩하거나 답답하다.	위장 장애, 위무력증, 저산증, 위하수

24. 신트림이 자주 나고 속이 쓰리다. 25. 공복시 속 쓰리며 새벽에 통증이 심하다. 26. 식사 후 속이 찌르듯 아프다.	위염 / 궤양, 십이지장염 / 궤양, 위산과다
27. 입 냄새가 심하다 28. 속이 메슥거리고 구토를 자주한다. 29. 피부나 눈이 노래진다.	간질환, 당뇨, 고혈압, 위궤양
30. 설사가 잦은 편이다.	설사, 스트레스
31. 변비가 있다.	변비, 스트레스
32. 설사와 변비가 반복된다. 33. 자주 헛배가 부르고 가스가 찬다. 34. 토끼 똥 같은 변을 본다. 35. 대변색이 진하거나 가스 냄새가 독하다. 36. 변을 봐도 시원하지 않다.	대장질환, 게실증, 대장암, 신경약화
37. 소변 색깔이 진하거나 소변을 자주 본다.	신장질환, 피로, 간질환, 당뇨, 방광질환
38. 소변을 봐도 시원하지 않다.	방광염(여), 전립선질환(남)
39. 소변줄기가 갈라지거나 약해졌다.	방광염(여), 전립선질환(남)
40. 소변을 볼 때 통증이 있다. 41. 자고나면 얼굴이 붓는다.	신장염, 방광질환, 신장결석
42. 맥박의 불규칙, 가슴이 자주 두근거린다. 43. 갑자기 찌르듯이 가슴의 통증을 느낀다. 44. 손발이 차다. 45. 똑바로 누우면 숨이 차서 일어나게 된다. 46. 오래 걸으면 다리가 저리고 통증이 온다.	심장질환, 협심증, 부정맥, 혈류장애, 정맥류, 폐질환
47. 기침과 가래가 있다. 48. 잠 잘 때 식은땀을 흘린다. 49. 호흡이 얕고 빈번하다. 50. 숨쉴 때 가슴에서 가랑가랑 소리가 난다.	기관지질환, 알레르기, 폐질환, 허약체질, 반건강
51. 피부가 건조하며 거칠다. 52. 피부에 발진이 자주 난다. 53. 기미, 주근깨, 여드름이 있다. 54. 무좀이 좀 심한 편이다. 55. 아토피성 피부염을 앓고 있다.	알레르기피부염, 산성혈액, 호르몬 이상, 간질환
56. 손발이 떨린다. 57. 침이 저절로 난다. 58. 쥐가 자주난다.	자율신경장애, 당뇨, 뇌질환, 혈류장애

59. 시력이 떨어진다. 60. 눈이 피로하여 눈물이 자주 난다. 61. 눈이 자주 건조하고 뻑뻑하다. 62. 눈이 가렵고 충혈이 잘 된다.	간질환, 눈질환(백내장, 녹내장) 고혈압
63. 갈증이 심하다. 64. 최근 소변량이 많아졌다. 65. 최근 식욕이 늘었다. 66. 갑자기 체중이 늘었다.	당뇨, 갑상선저하
67. 월경이 불규칙하거나 생리가 없다. 68. 임신이 안된다. 69. 비정상적인 냉이 있거나 가려움이 심하다.	갱년기, 불임, 부인과질환, 감염, 허약체질
70. 가족중에 골다공증 환자가 있다. 71. 뼈가 가늘다. 72. 난소를 떼어낸 수술을 했다.	골다공증
73. 허리가 아프다.	골다공증, 요통, 디스크, 생식기질환(자궁, 난소)
74. 무릎이 아프다. 75. 어깨가 아프다. 76. 뼈마디가 튀어 나왔다. 77. 손가락 마디가 잘 붓고 아프다.	관절염(퇴행성, 류마티스), 골다공증
78. 쉽게 우울함을 느낀다. 79. 소변이 나오기까지 시간이 많이 걸린다. 80. 배가 나왔다.	갱년기장애, 전립선질환, 복수, 대장질환
81. 월경이 없어진다. 82. 얼굴이 화끈거린다. 83. 피부의 탄력이 떨어진다.	갱년기 장애

과거는 어쩔 수 없는 교훈이지만

미래는 바꿀 수 있는 희망이며

현재는 선택할 수 있는 축복입니다.

– 보건학 박사 **손 병 국** –

[별지 #1]

운동전 안전 확인 질문

시설명 : 일시 년 월 일

확인자 : (인)

강습시작 전 운동 참여자에게 아래사항을 반드시 확인하고, 아래의 항목 중에서 어느 1가지라도 이상이 있는 경우에는 가급적 운동을 시키지 않는 것으로 함. 심할 경우 의료기관에 이송하는 등 적절한 조치를 취하시기 바랍니다.

출석총원	강습 실시 인원	강습 제외 인원	비고
명	명	명	

질문 1. 조금만 움직이면 숨이 차거나, 최근에 가슴이 터질 것 같이 아픈 적이 있거나, 가슴이 쿵덕쿵덕 거린 적이 있으신 분이 계십니까?

확인사항 없다(명) 있다(명)

질문 2. 최근에 한쪽 팔, 다리가 마비되거나, 팔, 다리의 감각이 이상하며, 자꾸 한쪽으로 넘어진 적이 있으신 분이 계십니까?

확인사항 없다(명) 있다(명)

질문 3. 말할 때 혀가 꼬이고 발음이 분명하지 않거나, 갑자기 눈이 안보이거나, 물체가 둘로 보이는 분이 계십니까?

확인사항 없다(명) 있다(명)

질문 4. 그 외 밤에 잠을 잘 자지 못했다( ) 열이 있다( )

몸이 나른하다( ) 다리나 허리에 통증이 있다( )

두통이 있다( ) 어지럼증이 있다( )

가슴이나 배가 아프다( ) 숨이 차다( )

설사나 심한 변비가 있다( )

참고문헌

1. 강청일역(2009), 『증상별 1001가지 발마사지』, GreenHome.
2. 고미성(2010), 「장기기능과의 상관관계를 활용한 생활진단방법연구」, 성민대학교 석사학위논문.
3. 곽순애(2005), 『홍채와 수지침』, 도서출판 넥서스.
4. 김선옥(2007), 「대체의학으로서의 음악치료 특성에 관한 연구」, 전북대학교 석사학위논문.
5. 김용권(2005), 『수지침 처방집』, 도서출판 북피아.
6. 김용국 외(2006), 『스포츠와 웰빙여가론』, 한올출판사.
7. 김예성(2001), 「대체의학의로서의 발반사요법」, 최신의학 Vol.44. No.6.
8. 김재훈(1993), 『다살이 손침』, 도서출판 두리.
9. 김정배, "WHO 방콕헌장", 〈http://blog.daum.net/ohnerast/2751786〉 (2005. 9. 13)
10. 박영순(2010), 『기적의 건강 식이요법』, 건강생활사.
11. 박종구(2000), 「보완대체의학에 대한 시론」, 보건행정학회지 10권1호, p5, 2000.
12. 소정룡(2003), 『최신귀반사건강학』, 진리탐구.
13. 손병국(2007), 『연동요법』, 도서출판 골드.
14. 신광균, 김설향, 김재희(2004), 『웰니스 웰빙 건강론』, 대경출판사.
15. 예민해 외(2007),「질병예방과 건강증진」, 계축문화사.
16. 오홍근(2010), 「선교 사역에서 대체요법의 활용 가능성에 대한 연구」, 전주대학교 석사학위논문.
17. 이강균(2011), 「생활습관병 예방을 위한 중년기 건강관리 실태와 증상별 대체요법의 활용에 관한 연구」, 선교청대학교 석사학위논문.

18. 이근영(2008), 『놀라운 자연건강법』, 한국자연건강회 출판부.
19. 이명진(2003), 「모바일 지불결재 서비스의 이용 활성화에 영향을 미치는 요인에 관한 연구」, 상명대학교.
20. 이응철, 고은애, 이형환(2010), 『자연치유학』, 아트하우스.
21. 통계청, "보도자료", 「2009년 생명표」, 2010. 12. 9.
22. 겸허(story0691), "귀반사건강법", 〈http://blog.naver.com/story0691? Redirect=Log&logNo=23458370〉, (2006. 4. 14).
23. 네이버, "고혈압", 『건강/질병의료정보』, 〈http://health.naver.com /medical/disease/detail.nhn?diseaseSymptomCode=AB000015&diseaseSymptomTypeCode=AB&selectedTab=detail#con〉, 서울대학교병원.
24. 네이버, "당뇨병", 『건강/질병의료정보』, 〈http://health.naver.com/ medical/disease/detail.nhn?diseaseSymptomCode=AA000260&diseaseSymptomTypeCode=AA&selectedTab=detail#con〉, 서울대학교병원.
25. 네이버, "기관지염", 『건강/질병의료정보』, 〈http://health.naver.com/ medical/disease/detail.nhn?diseaseSymptomCode=AA000408&diseaseSymptomTypeCode=AA&selectedTab=detail#con〉, 서울대학교병원.
26. 네이버, "소화불량", 『건강/질병의료정보』, 〈http://health.naver.com/ medical/disease/detail.nhn?diseaseSymptomCode=AC000070&diseaseSymptomTypeCode=AC&selectedTab=detail#con〉, 서울대학교병원.
27. 항암시대(yfij), "발반사요법", 〈http://blog.naver.com/yfij23?Redirect= Log&logNo=20096334079〉, (2009. 12. 24).

찾아보기

【ㅇ】

【ㅈ】

약 력

보건교육사, 보건학 박사 **손 병 국(孫秉國, Son Byung Kook)**

연락처 : bioplus21@naver.com   Phone : 010-2640-3792

학력 및 경력

국민대학교 졸업(학-80(다)7714), ROTC 19기 임관

육군대학 정규과정졸업

명지대학교 정보산업대학원 졸업(경영학 석사-96석298)

대구한의대학교 보건대학원 졸업(보건학 석사-2000석39)

대구한의대학교 대학원 졸업(보건학 박사-2003박19)

미국 New york Pace University Public Health 과정 수료

日本國 Tokyo 療動연구소 연구과정 수료

대구한의대 사회교육원 대체의학 최고지도자과정 주임교수(전)

경희대학교 체육대학원 대체요법지도자과정 외래교수(전)

대구산업정보대학 피부미용학과 겸임 전임교수(전)

국제디지털대학교 뷰티디자인학과 외래교수(전)

AMU(American Mediscience University)의과대 부총장(전)

동국대학교 생명공학과 외래교수

성민대학교 대학원 보건 대체의학전공 주임교수

척추연동건강센타 Dr. 손 총괄원장
국제 보건연동협회 회장
한국 과학 마사지협회 부회장
국제 통합대체의학협회 상임이사, 회장
한국건강연대 공동대표(전)
한국보건교육사회 사무총장
(주)JBT(건국녹용) 중앙연구소장
보건교육사, 국제한의사, 사회복지사, 피부미용사, 요양보호사

주요 활동

- 일간 FOCUS, 건강한 생활, 대구 mbc라이프, 전통의학 비방 월간 헬스케어 등 건강칼럼 집필
- MBC, SBS TV회견, TV보감 "생로병사" 등 다수 출연
- 대우 일렉트릭, 현대 로뎀, 하이리빙, 아가페 로타리클럽, 안산보건소 양주보건소, 구리보건소 등 기업체, 단체 등에서 건강 강의 다수
- 미국 올림픽 IL태권도위원회초청 세미나 강습 발표

생활건강관리 **- 건강생활과 대체의학 -** 값 13,000원

2011년 9월 6일 제1판1쇄 발행
2015년 9월 15일 제1판3쇄 발행

저 자 : 손 병 국
발 행 인 : 주 영 일
발 행 처 : **계 축 문 화 사**

서울특별시 종로구 통일로12길 16-17
우편번호 03029
TEL : 735-2257 · 738-9746
FAX : 723-9025
E-mail : gyechuk@hanmail.net
홈페이지 : http://gyechuk.co.kr
1973. 10. 31 등록번호 제300-1973-8호
ISBN 978-89-5629-254-0 93510